W0039376

Autisten berichten

Einblicke in die geistige Welt

Lizenzangaben für die Bilder in diesem Buch:

Zu den Steiner-Zitatangaben in den FLENSBURGER HEFTEN: Die GA-Nummern beziehen sich auf die jeweilige Bibliographie-Nummer der Rudolf Steiner Gesamtausgabe im Rudolf Steiner Verlag, Dornach/Schweiz. Danach sind in der Regel das Erscheinungsjahr der benutzten Ausgabe, das Vortragsdatum bzw. Kapitel und die Seitenzahl angegeben, von der Autor-, Titel- und Ortsnennung wird abgesehen. Nach Bibliographie-Nummern geordnet ist die Rudolf Steiner Gesamtausgabe im Katalog des Rudolf Steiner Verlags aufgeführt. Der Katalog ist durch den Buchhandel erhältlich.

Aus dem Inhalt

Wie kann man die Elementarwesen schauen?

Drei Gespräche zwischen Hilke und Andreas Osika

In diesen drei Gesprächen mit - bzw. Darstellungen von - Andreas Osika, die vom Herbst 2010 bis zum Mai 2011 entstanden, erzählt Andreas über das Wesen der Naturgeister und darüber, wie die Menschen in ein besseres Einvernehmen zu diesen Wesen kommen können. Er berichtet anhand vieler praktischer Ratschläge, wie man sich als Mensch einen innigeren Kontakt zu den Blumen und den Naturgeistern erarbeiten kann, auch mit welcher Musik man diese Wesen in ihrem Wirken unterstützen kann. Gleichzeitig erzählt Andreas über das Wirken Christi in der Natur und von der Wiederkunft Christi.

Mein Leben in Dornach zu Steiners Zeit

Artikel von Erik Osika

Erik Osika schildert sein letztes Leben als Arbeiter am ersten Goetheanum, seinen Weg zum Anthroposophen, seine Begegnung mit Rudolf Steiner, sein Wirken als Anthroposoph in Hamburg und seinen Tod im KZ Bergen-Belsen.

Schwellenerlebnisse

Andreas, Martin und Erik berichten über die Prozesse, die sich im Menschen abspielen, wenn er in seiner Meditation die Schwelle der geistigen Welt überschreitet und erste übersinnliche Wahrnehmungen macht.

Liebe Leserinnen und Leser!

Mit diesem Buch veröffentlichen wir etwas Neues, was es in dieser Art und Weise noch nie gegeben hat. Menschen, die nicht sprechen können, teilen ihre Gedanken mittels computergesteuerter Kommunikation (Facilitated Communication, FC) mit; Gedanken, die nicht nur ihr aktuelles Befinden beschreiben, sondern weit in übersinnliche Bereiche hineinragen.

Daß Autisten wie alle anderen Seelenpflege-Bedürftigen trotz ihrer hüllenbedingten Behinderungen ein ebenso gesundes Ich haben wie alle anderen Menschen, müßte eigentlich jedem klar sein. Daß Autisten genauso intelligent sind, weiß man erst seit einigen Jahren; daß sie übersinnliche Fähigkeiten haben, Gedanken lesen, mit geistigen Wesen kommunizieren und aus vergangenen Erdenleben berichten können, weiß man aber erst jetzt – und das lesen Sie in diesem Buch.

Sie werden ungewöhnliche und überraschende Mitteilungen lesen, vermutlich auch Befremdliches, was durch die Besonderheit und Eigenart des Autismus entsteht. Nehmen Sie die Mitteilungen als Angebot, staunen Sie, aber verlieren Sie auch nicht Ihren kritischen Blick.

Es handelt sich bei den Autoren in diesem Flensburger Heft um sehr ungewöhnliche, andererseits aber auch ganz gewöhnliche Menschen. Auch wenn wir von der Authentizität der übersinnlichen Mitteilungen der Autoren überzeugt sind, sollte man wissen, daß man gerade bei übersinnlichen Schauungen auch irren kann und daß Richtiges manchmal etwas zu einseitig oder zu wenig freilassend dargestellt werden kann. Es ist allgemein schwierig, übersinnlich Geschautes in klare Begriffe zu bringen.

In diesem Buch berichten zwei autistische Brüder und ein anderer Autist im Gespräch mit einer in computergestützter Kommunikation erfahrenen Frau ihre hellsichtigen Wahrnehmungen aus ihrer bisherigen körperlichen Gefängnissituation heraus. Die Gespräche entstanden von Weihnachten 2009 bis Mai 2011 und sind chronologisch geordnet. Da die FC-Sprache sehr knapp ist, wurden die Texte vorsichtig stilistisch und inhaltlich bearbeitet, aber nur so, daß der markante und knappe Sprachstil weitgehend original erhalten blieb.

Was bisher sozusagen hinter schwedischen Gardinen verborgen lag, wird jetzt offenbar. Wir wünschen eine spannende Lektüre.

Es grüßt Sie
Ihre
Flensburger Hefte-Redaktion

Draußen vor der Tür

Interview mit Jos Meereboer

von Wolfgang Weirauch

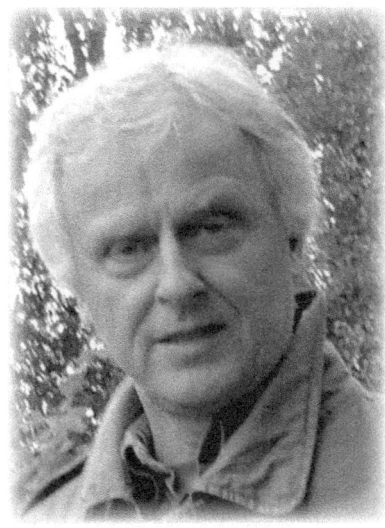

Jos Meereboer, *geb. 1948 in Schoorl (Holland). Ausbildung: Graphiker und Heilpädagoge. Seit 1979 in Deutschland tätig als heilpädagogischer Lehrer und Dozent in anthroposophischen Einrichtungen. Wohnhaft in Hamburg.*

Unter uns leben Menschen, die ganz anders sind als die meisten von uns, zu denen wir vordergründig nur schwer Kontakt finden, und sie zu uns – Menschen mit Autismus. Welches Geheimnis umschwebt diese Menschen, die in ihrem Ich genauso gesund sind wie alle anderen, die aber auf verschiedenste Weise Schwierigkeiten haben, sich mit ihren Hüllen und der physisch-sinnlichen Welt zu verbinden?

Um die Menschen mit Autismus besser zu verstehen, führte ich mit dem Heilpädagogen Jos Meereboer ein umfassendes Gespräch über die Welt der Autisten und ihre geistigen Hintergründe.

Wolfgang Weirauch: 1943 beschrieb Kanner die ersten Autisten, 1944 Asperger andere. Worin unterscheiden sich die verschiedenen Formen von Autismus?

Jos Meereboer: Eigentlich gibt es nur einen wichtigen Unterschied: Kanner hat die schwereren Formen von Autismus beschrieben, Asperger die leichteren. Asperger nennt dies autistische Psychopathie. Natürlich gibt es verschiedene Kategorien von Autismus-Formen, aber eigentlich muß man sagen, daß jeder Autist ein Fall für sich ist. Es gibt auf der einen Seite Autisten, die körperlich gesund sind, andererseits gibt es Autismus, der durch einen Gehirnschaden entsteht, ferner gibt es autistische Kinder, die durch fehlende menschliche Zuwendung in der Kleinkindphase im Verlauf ihres Lebens autistische Symptome zeigen. Manchmal nennt man das auch Hospitalismus. Darüber hinaus gibt es Kinder, die sexuell mißbraucht worden sind und die, daraus folgend, autistische Symptome zeigen. Sie wenden sich von ihrem Leib ab und sehen ihren Leib als Fremdkörper.

W.W.: Von Autismus spricht man eigentlich erst seit einem guten halben Jahrhundert; gab es Autismus schon immer, oder ist das ein eher neuzeitliches Phänomen?

J. Meereboer: Steiner beschreibt den Autismus in seinem „Heilpädagogischen Kursus" (GA 317) nicht; es gibt nur einen einzigen Fall, von dem Rudolf Steiner sagt, daß er vor einer Inkarnation zurückschrecke. Das ist etwas Ähnliches, wie man später den Autismus beschrieb. Ich kann die Frage nicht ganz genau beantworten, aber mein Bauchgefühl sagt mir, daß es die karmisch bedingten Autismus-Formen schon immer gab, auch wenn sie sich sicherlich in letzter Zeit häufen. Man hat in früheren Zeiten ja ohnehin oftmals die sogenannten behinderten Menschen als nichtmenschenwürdige Existenzen angesehen, oder sie wurden weggeschlossen oder ähnliches. Aber Autismus ist mit Sicherheit ein Phänomen der modernen Zeit, es tritt auch häufiger auf.

Als das Industriezeitalter begann, entstand das Phänomen Down-Syndrom als ein Art Gegenbild des modernen Menschen. Ich vermute, daß viele Menschen mit ihrem Autismus etwas vorweggenommen haben, was sich jetzt in der Gesellschaft entwickelt, also einen seit den 50er, 60er Jahren beginnenden allgemeingesellschaftlichen Autismus. Wenn man überlegt, wie sich Menschen einen großen Teil des Tages hinter dem Fernseher, dem PC oder anderen Medien abschließen und nicht mehr die Umwelt, die Natur, die Zeitereignisse wahrnehmen, so ist das ein autistisches Verhalten. Autisten haben also etwas vorweggenommen, was jetzt allgemeingesellschaftlicher Usus ist.

W.W.: Hältst Du es für möglich, daß sich auch durch bestimmte Impfstoffe autistische Formen entwickeln?

J. Meereboer: Das halte ich für möglich, kann aber nichts Präzises hierzu äußern. Für manche Kinder sind manche Impfungen ohnehin eine Mißhandlung des physischen Leibes.

W.W.: Man kann also zwei große Gruppen unterscheiden – zum einen diejenigen, die mit Autismus-Formen zur Welt kommen, zum anderen die, die aus verschiedenen Gründen autistische Formen während des Lebens annehmen?

J. Meereboer: Ja, aber die zweite Gruppe nennt man nicht Autisten.

Wir leben in zwei Welten

W.W.: Warum umgibt den Autisten ein so merkwürdiges Geheimnis?

J. Meereboer: Das liegt vor allem daran, daß wir kaum einen richtigen Zugang zu den Autisten finden und die Autisten nicht zu uns. Man hat das Gefühl, daß wir zwar in *einer* Welt leben, die Autisten aber in zwei Welten. Diese Situation macht das Verhältnis ein wenig geheimnisvoll.

W.W.: Tritt Autismus mehr bei Jungen auf als bei Mädchen?

J. Meereboer: Ja, aber allgemein ist es ohnehin so, daß unter den Seelenpflege-bedürftigen Menschen ohnehin mehr männliche sind. Das liegt daran, daß die männliche Inkarnation schwerer ist als die weibliche, weil die männliche Inkarnation mehr in die Erde geht als die weibliche.

W.W.: Mit der herkömmlichen Ausdrucksweise bezeichnet man diese Menschen als „geistig behindert", wir würden solche Menschen wahrscheinlich Seelenpflege-bedürftig bezeichnen, da das Ich eines Menschen ja ohnehin niemals krank ist. Kann man trotzdem die Frage stellen, wie viele der Autisten zu dieser Gruppe gehören?

J. Meereboer: Eigentlich gibt es keine geistige Behinderung. Der amerikanische Psychologe Oliver Sacks beschreibt z.B. die Amerikanerin Tempel Grandin, die sehr autistisch ist, aber Professorin wurde. Sie konnte bis zum Alter von drei Jahren nicht sprechen und zeigte verschiedenste Verhaltensauffälligkeiten, so daß man bei ihr im Alter von zwei Jahren einen sogenannten Hirnschaden diagnostizierte. Und von solchen Menschen gibt es unter den Autisten viele. Was man in der konventionellen Wissenschaft unter „geistig behindert" bezeichnet, ist nichts als ein Etikett, z.B. für kleine Kinder, die Therapeuten ausgeliefert sind, Kinder, die in ihrer Selbständigkeit behindert sind. Mit einer normalen Verstandesseele versteht man Autisten eigentlich nicht, deswegen werden sie auch selten so behandelt, wie sie behandelt werden müßten. In den anthroposophischen Einrichtungen geht man selbstverständlich nicht davon aus, daß Autisten „geistig behindert" sind, da man ja weiß, daß das Ich des Menschen niemals krank sein kann, lediglich die Hüllen, in denen es sich inkarniert. Das Besondere bei den meisten Autisten allerdings ist, daß die Hüllen gesund sind, aber das Ich sich davon abwendet.

Hingeworfene Sprache

W.W.: Einige Autisten können sprechen, andere nicht; kannst Du ein wenig die Sprache der Autisten darstellen?

J. Meereboer: Viele Autisten, die nicht sprechen, könnten eigentlich sprechen, aber sie tun es nicht! Wenn sie sprechen, sprechen sie meistens ohne Gefühl, sehr emotionsarm. Ihre Sprache ist monoton. Nach meiner Erfahrung sind ihre Sätze bzw. Worte wie hingeworfen.

W.W.: Woher weiß man, daß die, die nicht sprechen, eigentlich sprechen könnten?

J. Meereboer: Weil sie in einzelnen Momenten plötzlich gesprochen haben, und dann schwiegen sie wieder. Und wenn man die Sprachorgane untersucht, wird man finden, daß diese ganz normal entwickelt sind. Es gibt auch Momente, daß sie in Situationen, in denen sie alleine sind, sprechen; das haben einige Eltern berichtet.

W.W.: Wieso erscheint die Sprache wie hingeworfen, eigentlich wie äußere Gegenstände?

J. Meereboer: Die Sprache ist etwas ganz Äußerliches. Autisten verwechseln nicht selten auch Ich und Du, was daran liegt, daß sie keinen Selbstbezug haben bzw. keinen Selbstbezug in bezug auf andere Menschen finden. Sie haben selbst gar kein Ich-Gefühl. Ich und Du werden eigentlich mehr oder weniger unwillkürlich durcheinandergebracht und verwechselt. Es kann auch sein, daß Autisten sich selbst mit Namen nennen.

Außenwelt und Innenwelt verschieben sich

W.W.: Kannst Du mal anhand eines Beispiels darstellen, auf welche Weise Autisten Ich und Du verwechseln?

J. Meereboer: Es kann z.b. sein, daß ein Autist einen Apfel essen will, und dann sagt er: Der Apfel muß sich beißen lassen, denn er kann es selbst nicht. Er sieht dann z.b., wie seine Schwester in einen Apfel beißt; dann nimmt er diesen Apfel und steht wieder vor dem gleichen Phänomen; er schmeißt dann vielleicht diesen Apfel weg. Er will, daß die Aktivität vom Apfel ausgeht, nicht von ihm selbst. Das ist ein Umkehrphänomen, welches bei Autisten stark im Vordergrund steht. Kleine Kinder stehen auch oft auf dem Kopf statt auf den Füßen.

Das hat der anthroposophische Arzt Walter Holtzapfel ausführlich in seinem Buch „Seelenpflege-bedürftige Kinder" beschrieben. Autisten haben keinen Bezug zum Innen und Außen. Das ist ein zentrales Thema zum Verständnis des Autismus. Anthroposophisch betrachtet ist es ja so, daß die irdische Außenwelt, die wir während des Lebens um uns haben, nach dem Tode zur Innenwelt des Menschen zwischen Tod und neuer Geburt wird, während dagegen die Innenwelt des inkarnierten Menschen nachtodlich zur Außenwelt wird. Das ist das Umkehrphänomen, was jeder Mensch zwischen Inkarnation und Exkarnation durchmacht. Und wenn diese Umkehr bei der jeweils nächsten Inkarnation nicht richtig vonstatten geht, erlebt man die Phänomene der Autisten. Sie stehen wie vor einer offenen Tür, (das „Tor der Geburt") können oder wollen aber nicht eintreten. Oder andere stehen auf der Schwelle, können nicht weiter und nicht mehr zurück. Oder sie sind eingetreten, doch schließen die Tür nicht hinter sich. Das sind diejenigen, bei denen erst nach dem zweiten oder dritten Lebensjahr Autismus bemerkbar wird. Das vorgeburtliche Leben und das irdische Leben verschieben sich mehr oder weniger ineinander.

Und daraus folgt, daß die Autisten während des Lebens immer ihre Innenwelt und die irdische Außenwelt verschieben oder verwechseln. Daraus wird das Unwillkürliche, daß sie oft nicht wissen, ob sie jetzt ein Du oder ein Ich sind, ob sie etwas Inneres erleben oder etwas Äußeres, ob sie selbst in den Apfel beißen müssen oder ob der Apfel etwas machen soll, ob man auf den Füßen oder auf dem Kopf stehen soll.

W.W.: In welcher Weise ist das bei allen Autisten ausgeprägt?

J. Meereboer: Das ist bei den einzelnen Menschen in verschiedenen Abstufungen festzustellen. Hier gibt es eigentlich das ganze Spektrum – von ganz stark bis zu feinen Graduierungen. Bei manchen sind es nur feine Symptome, die sich aber mitunter sehr bezeichnend äußern. Wenn man z.B. aus einem Schrank im Zimmer eines Autisten ein Spielzeug wegnimmt, mit dem der Autist drei Jahre lang nicht gespielt hat, dann merkt er es sofort. Das liegt daran, daß er dann mit seinem Wesen so stark in der Außenwelt lebt.

W.W.: Haben die Autisten denn ein richtiges Gefühlsleben?

J. Meereboer: Äußerlich sind sie sehr gefühlsarm, innerlich muß das nicht sein, sie können es uns aber nicht zeigen.

W.W.: Schauen wir in die frühkindliche Phase der Sinneserfahrung und der Bewußtseinsentwicklung: Was geschieht in den ersten Jahren des Kindes, z.B. in bezug auf das Anlächeln anderer Personen, z.B. der Mutter – wie ist ihr Blickkontakt?

J. Meereboer: Oft ist es so, daß sich das Kind in den ersten zwei Jahren ganz normal entwickelt, aber bevor es dann „ich" sagt, kommen plötzlich autistische Symptome hervor. Das liegt m.E. daran, daß die Umkehr von außerirdischer vorgeburtlicher Außenwelt zu irdischer Innenwelt nicht richtig vonstatten geht, daß sich dies nicht bei der Geburt in gesunder Weise vollzieht, man es aber erst dann bemerkt, wenn das Kind „ich" zu sich sagt. Bei einem normal sich entwickelnden Menschen kommt etwa im dritten Lebensjahr der Moment, in dem das Kind sich selbst als Ich empfindet und draußen die Außenwelt als Außenwelt, vorher noch nicht, denn in den ersten gut zwei Jahren ist das Kind eins mit der Außenwelt. Die Außenwelt ist quasi seine vorgeburtliche Innenwelt. Deshalb kann man die Unterscheidung bei einem autistischen Kind in der Weise noch nicht feststellen. Ein autistisches Kind bleibt aber länger in dieser Situation stecken.

Das eigene Kind ist fremd

Man kann aber auch in den ersten zwei Jahren Symptome bemerken, z.B. wenn das Kind nicht lächelt, denn dann weiß man, daß ein solches Kind autistische Züge haben könnte. Ein anderes Symptom ist, wenn der Blickkontakt nicht vollgültig menschlich ist, wenn das Kind die Mutter nicht als Mutter erkennt. Schon nach wenigen Monaten kann das Kind ja normalerweise lächeln und richtig blicken, und das ist bei einem autistischen Kind nicht zu bemerken. Mütter schildern auch hin und wieder, daß ihnen ihr eigenes Kind fremd ist. Von Rudolf Steiner wissen wir, daß Kinder nach der Geburt unmittelbar wahrnehmen, was die Eltern denken. Bei autistischen Kindern ist dies auch so, aber während es bei anderen Kindern verschwindet, bleibt dies bei den Autisten.

W.W.: Sie haben also eine gewisse hellfühlige oder hellsichtige Wahrnehmung, und die bleibt auch in späteren Jahren?

J. Meereboer: Ja. Das hat, wie schon gesagt, damit zu tun, daß sie ihr vorgeburtliches Leben nicht genügend verlassen haben. Bildlich gesehen bleiben sie immer vor dem Tor der Geburt stehen, stehen auf der Schwelle oder machen manchmal einen kleinen Schritt weiter. Sie bleiben eigentlich vor der Tür stehen oder schließen die Tür nicht hinter sich. Das Schließen der Tür machen gesunde Kinder zwischen ihrem dritten und neunten Lebensjahr.

W.W.: Gibt es Möglichkeiten festzustellen, ob die Kinder in späteren Jahren hellsichtige Fähigkeiten haben?

J. Meereboer: Das geht erst durch unterstützte Kommunikation mit Hilfe eines PCs, rein äußerlich in der Kommunikation mit den Eltern und anderen Menschen ist dies eigentlich kaum festzustellen. Aber wir selbst sollten mehr und mehr unsere Bewußtseinsseele entwickeln, auch übersinnlich wahrnehmen lernen, damit wir wissen, in welchen geistigen Zusammenhängen die Autisten bewußtseinsmäßig stehen. Momentan sind wir noch auf die computergestützte Kommunikation angewiesen.

Ich erinnere mich an einen Bericht eines 16jährigen Autisten, aus einer Camphill-Einrichtung, der mit Hilfe von computergestützter Kommunikation darum bat, seiner Klassenlehrerin, die er von der ersten Klasse an hatte, zu danken und ihr mitzuteilen, daß er alles im Unterricht mitbekommen hatte, obwohl er niemals ein Wort sagte. Er saß die ganzen Jahre schweigend und äußerlich teilnahmslos im Unterricht. Er hatte ein brillantes Gedächtnis.

W.W.: Ein kleines Kind lebt sich ja allmählich in unsere Welt hinein und möchte möglichst viel von ihr wahrnehmen – zuerst erobert das Kind die Welt physisch, in späteren Jahren dann seelisch und geistig. Wie ist es hier mit einem Autisten – lebt er sich nicht in diese Welt hinein, weil er die schon dargestellte Umkehr nicht vollzogen hat?

J. Meereboer: Je mehr und je genauer und besser sich ein Kind mit seinem Leib verbindet, desto differenzierter kann das Kind die Umwelt wahrnehmen. Die Inkarnation ist ein synthetischer Vorgang, die differenzierte Wahrnehmung ist ein analytischer Vorgang, und der Mensch faßt die detaillierten Dinge wieder in seinen Vorstellungen zusammen. Dieser Vorgang läuft bei den Autisten nicht ab, weil sie sich nicht richtig mit ihrem Leib verbinden. Wie sollen sie dann durch ihren Leib hindurch die Wahrnehmungen der Außenwelt aufnehmen? Sie hängen quasi vor ihrem Leib. Außerdem leben sie mehr in der Umwelt als andere Menschen. Und da sie ohnehin in dieser Umwelt leben, brauchen sie auch nicht in diese Umwelt hineinzuwachsen.

In der Außenwelt leben

W.W.: Kannst Du diese Umkehr noch ein wenig differenzierter darstellen?

J. Meereboer: Im fünften Vortrag des „Heilpädagogischen Kurses" spricht Rudolf Steiner von der menschlichen Organisation. Steiner stellt dort zwei verschiedene Menschen-Modelle vor. Das Modell A, welches seine Ich-Organisation außen hat, weiter nach innen den Astralleib, noch weiter nach innen den Ätherleib, noch weiter nach innen den physischen Leib. Dann stellt er das Modell B vor, welches genau umgekehrt ist: das Ich im Inneren, das Physische im Äußeren. (siehe Abbildung rechts) Im Kopf des inkarnierten Menschen haben wir das Modell B: das Ich ist im Inneren. In der Stoffwechsel-Gliedmaßenorganisation haben wir das Modell A, bei der die Ich-Organisation außen ist. Im Kopf ist das Ich also zentral organisiert, in der Gliedmaßenorganisation peripher. Mit dem Kopf schauen wir in die Außenwelt und reflektieren die Außenwelt im Gehirn. Mit unserem Gliedmaßensystem, mit unserem Willensleben dagegen ergreifen wir unseren Willen und vollbringen einen Willensimpuls, eine Tat in der Außenwelt, und dadurch entsteht etwas Reales in der Außenwelt.

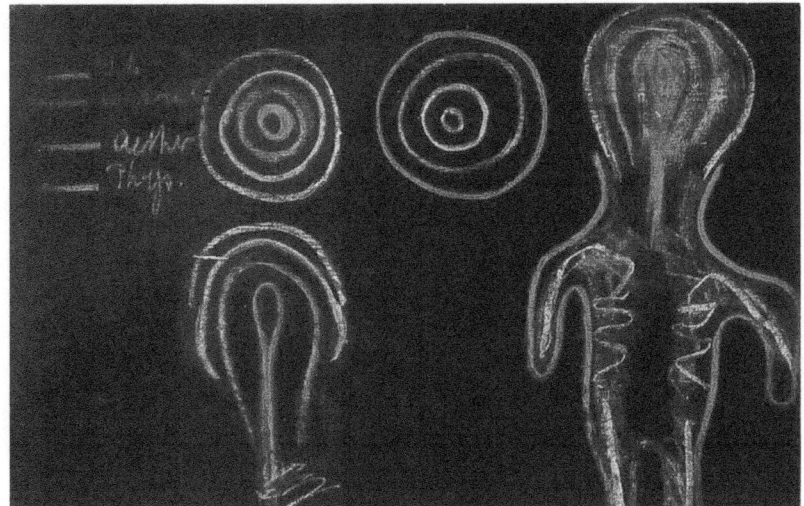

Rudolf Steiner, Tafelzeichnungen zum Heilpädagogischen Kursus , GA 317
Fünfter Vortrag, 30. Juni 1924

Der Autist dagegen wendet sich von seinem physischen Leib als Willensorganisation ab. Er sagt, daß ihn sein physischer Leib nicht interessiere, er bleibe in der Außenwelt; er tut mit seinem physischen Leib nichts. Er sitzt in der Umgebung, z.B. im Staubsauger, im Ventilator. Ich kann mich an einen autistischen Jungen in Holland erinnern, der statt mit seinem Ich in seinem physischen Leib mit seinem Ich in den Planeten saß. Er konnte alle Planetenkonstellationen jeden Tag immer sofort sagen. Ein Autist will seinen physischen Leib nicht als Instrument gebrauchen, sondern er lebt irgendwo in der Außenwelt. Dies betrifft das Stoffwechsel-Gliedmaßensystem.

Beim Kopf ist es etwas schwieriger zu verstehen. Ein Autist sagt nicht: Ich nehme die Außenwelt wahr, um sie z.B. zu reflektieren. Autisten verbinden sich oft mit materiellen Dingen, das kann auch das Gehirn an sich sein. Sie benutzen das Gehirn allerdings nicht als Reflektionsorgan von Wahrnehmungen und Denkvorgängen, sondern sie verbinden sich vor allem mit Dingen in der Außenwelt. Daraus resultieren auch Symmetriezwänge, z.B. indem sie alle Dinge in eine Reihe stellen, oder indem sie in dem Moment, in dem eine

Schublade auf ist, auch alle anderen Schubladen aufziehen, oder indem sie alle Schuhe von Mitbewohnern in eine linke und in eine rechte Reihe stellen. Das Wichtigste ist, daß in ihrer möglichst nicht zu großen Umwelt eine ganz feste Ordnung herrscht, und wenn man diese Ordnung zerstört, tut ihnen das weh. Das verunsichert sie total. Das mußt Du Dir so vorstellen, als wenn ich Deine Vorstellungswelt durcheinanderbringen würde. Autisten haben ihre Vorstellungswelt nicht innen, sondern um sich herum, z.b. in ihrem Zimmer.

Sie können nicht wollen

Und auf der anderen Seite wollen sie sich nicht mit ihrem Leib verbinden, sie sind in dem Sinne nicht richtig inkarniert, sie benutzen ihren Leib nicht als Instrument und bleiben deshalb in der Umgebung. Es ist nicht so, daß sie nicht können oder nicht wollen, sondern sie können nicht wollen. Sobald sie diese Umkehr vollziehen könnten, könnten sie auch mit ihrem Leib sehr viel mehr anstellen, z.b. könnten sie dann sprechen, sie könnten schreiben, Fahrrad fahren usw. Da sie ihren Leib aber nicht als Instrument benutzen, tun sie nichts mit ihrem Leib. Oft ist ihr Organismus ganz gesund.

Als ich als Heilpädagoge in Holland begann, hatte ich auch sehr viele junge Männer um mich, Autisten, und wenn sie im Bett lagen und schliefen, sahen sie aus wie junge Prinzen, mit harmonischem Gesicht, mit schöner Konstitution. Oft kam auch beim Schwimmen das Gesunde durch. Sobald sie aber im Zimmer sitzen, machen sie krampfhafte und stereotype Bewegungen und versuchen sich krampfhaft mit ihrem physischen Leib auseinanderzusetzen. Sie suchen einen Halt, und wenn sie diesen Halt nicht haben, sind sie in der Umgebung verloren. Oft schließen sie sich auch in einer kleinen Kammer ein, wenn ihnen alles zuviel wird.

Letztendlich hat die Umkehr aus der geistigen Welt in die physische Welt bei den Autisten nicht stattgefunden. Außerirdische und irdische Welt sind bei den Autisten nicht richtig getrennt, sie verschieben sich ineinander. Das macht den Autisten auch große Angst, es verleiht ihnen Unsicherheit, denn sie können sich ja eigentlich nicht richtig orientieren.

W.W.: Es wäre ja interessant zu wissen, was mit ihnen nachtodlich geschieht, wenn diese Umkehr wiederum stattfindet. Das müßte ja eigentlich eine Welt sein, die dann für die Autisten relativ normal ist, weil sie dies in gewisser Hinsicht, wenn auch vermischt, schon während der Inkarnation kennengelernt haben.

J. Meereboer: Ja, das wäre ein interessantes Untersuchungsfeld.

Der Versuch, sich doch noch zu erleben

W.W.: Wie verwendet der Autist seine Sinne?

J. Meereboer: Bei den Autisten sind die Sinne während der Inkarnation nicht gestört, aber sie werden fremdbestimmt, anders genutzt. Wenn wir mit dem Auge schauen, müssen wir vergessen, daß wir ein Auge haben. Wir vergessen auch, daß wir ein Ohr haben, wenn wir hören. Ein Autist macht mit dem Auge folgendes: "Aha, das ist ein Ding, was zu dem Körper gehört – was ist das?" Und dann drückt er mit dem Daumen auf das Auge, um zu erleben, was es eigentlich ist.

W.W.: Warum klatschen Autisten häufig in die Hände, klopfen sich mit der Hand aufs Ohr oder vollziehen andere Berührungsmechanismen?

J. Meereboer: Das machen nicht alle Autisten, aber wenn sie es tun, so ist es m.E. ein Versuch, sich doch noch mit ihrem physischen Leib auseinanderzusetzen. Sie stellen sich die Frage, ob der physische Leib zu ihnen gehört oder nicht. Es ist ein stereotyper Willenseinsatz, aber kein freier Wille. Es ist der Versuch, sich in der Not noch erleben zu können.

W.W.: Ist das etwas Zwanghaftes, oder ist es der Versuch, sich doch noch über den physischen Leib wahrzunehmen?

J. Meereboer: Eigentlich ist es beides. Sie versuchen auf zwanghafte Weise mit dem physischen Leib in Kontakt zu kommen. Hier wäre es natürlich interessant zu wissen, welche karmischen Verwicklungen bei Autisten vorliegen, z.B. ob sie im letzten Leben in irgendeiner Weise Opfer oder vielleicht auch Täter waren und im Kamaloka darunter sehr gelitten haben.

Unordnung macht ihnen Angst

W.W.: Auf welche Weise verletzt sich ein Autist?

J. Meereboer: Er knallt z.B. den Kopf gegen eine Wand. Oft ist es sogar so, daß er keine Schmerzen fühlt, zumindest hat man das Gefühl, daß er keine Schmerzen empfindet. Das würde bedeuten, daß die Autisten auch mit ihrem Astralleib nicht richtig in ihrem physischen Leib sitzen. Aber wenn man ihr Zimmer durcheinanderbringt, dann schmerzt sie das sehr. Das tut ihnen richtig seelisch weh! Sie brauchen die äußere Ordnung. Unordnung macht ihnen Angst. Die äußere Ordnung ist ihr einziger Halt auf Erden.

W.W.: Kann man es so formulieren, daß das, was für uns eine gewisse Gedankenordnung, vielleicht eine Weltanschauung, logisches Denken, vielleicht sogar ein Glaubenssystem ist, für den Autisten die Ordnung in der näheren Umgebung um ihn herum selbst ist?

J. Meereboer: Ja, so kann man das sehen. Im Kleiderschrank soll z.B. alles so hängen, wie sie meinen, daß es hängen soll. Alles muß seinen festen Platz haben. Das gibt ihnen Halt, und wenn sie diesen Halt nicht haben, fließen sie viel zuviel in die Außenwelt.

W.W.: Was geschieht denn, wenn man einem Autisten das Zimmer durcheinanderbringt?

J. Meereboer: Vermutlich wird er anfangen zu toben, verbunden mit sehr vielen Ängsten. So etwas wird man ihm nicht antun wollen.

W.W.: Ich will keine Vergleiche ziehen, aber für einen sogenannten normalen Menschen mit einem sehr eingeschränkten und starren Weltbild wäre es sicherlich auch ganz gut, wenn man dieses ein wenig durcheinanderbringt, damit er in Bewegung kommt und neue Gedanken denkt. Kann man so etwas – in vorsichtiger Weise – auch mit Autisten machen? Kann es eventuell heilsam sein, wenn man eine gewisse kleine Bewegung in die Außenwelt hineinbringt?

J. Meereboer: Da gibt es m.E. kein therapeutisches Konzept, aber wenn man vorsichtige Bewegungen mit dem Autisten zusammen durchführt und wenn man gleichzeitig übersinnliche Fähigkeiten hat und weiß, was im Autisten vor sich geht, kann man so etwas vielleicht mit ihm gemeinsam durchführen. Aber jeder Autist ist ganz individuell verschieden; das sollte man immer festhalten.

Ähnlich ist es auch mit Zeitabläufen. Wenn es immer um 12 Uhr Mittagessen gibt und dann plötzlich um 13 Uhr, können Autisten damit nicht umgehen. Autisten haben weder ein richtiges Raumbewußtsein wie ein Erdenbürger noch ein Zeitbewußtsein. Man hat fast das Gefühl, daß sie immer im Moment leben.

W.W.: Gibt es denn keine Zukunft und keine Vergangenheit?

J. Meereboer: Nein. Bei vielen Kindern, die ich betreut habe, war das so.

W.W.: Aber wenn ein Autist übersinnliche Fähigkeiten hat, muß er doch eine Vorstellung von der Vergangenheit und der Zukunft haben, vielleicht sogar vom letzten Leben.

J. Meereboer: Sicherlich. Aber das ist ein übersinnlicher Überblick. Das haben die Autisten schon. Vielleicht kann man sich das so vorstellen, daß man eine ganze Geschichte auswendig lernt und dann in der Lage ist, in dieser Geschichte spazierenzugehen. In diesem Gesamtbild wissen die Autisten, was davor und was danach ist.

W.W.: Sie haben also weniger das innerliche Gefühl, daß jetzt drei Jahre abgelaufen sind?

J. Meereboer: Das fällt ihnen schwer, und das merkt man auch z.B., wenn man ihnen sagt: Morgen gehen wir in die Kirche. Damit können sie nichts anfangen. Das betrifft aber nur diejenigen mit starkem Autismus. Aber ich kenne auch einen Jungen mit schwachem Autismus, der z.B. keinen Bezug zu der Zeit hat, die nach der Schule kommen wird.

Zukunftswahrnehmungen

W.W.: Kann man nicht sagen, daß man morgen dies oder jenes machen werde, so daß die Autisten sich darauf freuen können?

J. Meereboer: Das ist äußerst schwierig. Zumindest ist dies bei den meisten so. Was aber sehr merkwürdig ist, ist z.B. folgendes Phänomen: Die Eltern eines Autisten rufen den Erzieher an, daß sie morgen kommen werden, doch der Erzieher sagt es nicht dem Autisten. Aber der Autist weiß dies. Ich habe in Holland auch folgenden Fall erlebt, daß ein Autist ein Bild malte, welches darstellte, daß seine ehemalige Lehrerin in drei Tagen sterben werde. Und dies traf exakt zu. Er wußte das im voraus. Es gibt also eine übersinnliche Wahrnehmung dessen, was in der Zukunft kommt. Die äußerliche Zeit erleben sie dagegen nicht. Sie haben keine Verbindung zu den äußeren Zeitabläufen. Das ist in der Tat eine eigenartige Welt. Wenn man sich zum ersten Mal mit einem solchen Zusammenhang beschäftigt, dann hat dies etwas Dramatisches, denn man beschäftigt sich mit einer Welt, die einem eigentlich selbst nur weh tut.

Die allerwichtigste Therapie für einen Autisten ist, daß man akzeptiert, daß er Autist ist. Wenn man das nicht akzeptiert, fühlt er sich nicht aufgehoben, und dann bekommt er Angst.

W.W.: Und dies wird in der anthroposophischen Heilpädagogik genauso gesehen?

J. Meereboer: Ein durchschnittlicher anthroposophischer Heilpädagoge weiß, daß es keine geistige Behinderung gibt, daß das Ich eines Menschen immer gesund ist. Es kann allerhöchstens sein, daß man aufgrund von Unwissenheit einen Autisten zu stark „gesund" machen will, damit er richtig funktioniert, und daß dabei Ungeduld aufkommt; denn die Aufgabe eines Heilpädagogen ist es durchaus, heilpädagogische Fälle bei Kindern möglichst auf eine richtige Spur zu bringen. Das aber geht bei Autisten nicht. Man muß es mit ihnen zusammen machen. Man kann sie nicht einfach zu etwas zwingen. Es gibt verschiedene Therapien, z.B. Massagen, damit sie ihren Leib empfinden, bei kleinen Kindern Wickel – aber man muß immer abspüren, ob der jeweilige Autist sich das gefallen läßt, ob ihm das nicht zuviel wird. Die Professorin, die Oliver Sacks beschrieb, hat dies freiwillig gemacht; sie hat eine eigene Druckmaschine entwickelt, in die sie sich begab, um ihren eigenen Leib spüren zu können.

Wahrnehmung und Begriff

W.W.: Ich habe auch gelesen, daß Autisten verschiedene Gegenstände der Außenwelt sehr genau beobachten, z.B. einen Stuhl von allen Seiten, auch von unten. Machen sie mit ihrem gesamten Körper etwas, was andere Menschen nur mit den Sinnen, z.B. mit dem Sehsinn oder dem Tastsinn, vollziehen?

J. Meereboer: Das sind diejenigen Autisten, die noch mehr in der geistigen Welt steckengeblieben sind, die gar nicht auf der Erde angekommen sind, denn sie haben in bezug auf die Gegenstände, die wir um uns herum haben, keinen Begriff. Sie sehen nicht, daß etwas ein Stuhl ist, auf dem man sitzen kann, und wenn sie wissen wollen, was für ein Gegenstand dies ist, müssen sie diesen von allen Seiten, auch von unten, anschauen. Sie nehmen auch nicht wahr, daß ein Ventilator am Fenster ein Gerät ist, welches frische Luft liefert, sondern sie nehmen z.B. die Drehbewegung wahr.

W.W.: Für den gesund inkarnierten Menschen zerfällt die Welt bewußtseinsmäßig in zwei Bereiche – in die einzelnen Wahrnehmungen der Sinneswelt, die chaotisch auf ihn einströmen und bei denen es keinen Zusammenhang gibt, und auf der anderen Seite in den Begriff, der gedacht wird und den Zusammenhang bildet. Fügt man beides zusammen, so nennt man dies Erkenntnis. Oliver Sacks schildert in seinem Buch *„Der Mann, der seine Frau mit einem Hut verwechselte"* (Hamburg 1990, S.30f.) auch einen Akademiker, der nicht in der Lage war, diese Erkenntnis zu vollbringen, der nicht in der Lage war, die einzelnen Sinneseindrücke mit dem Begriff zu verbinden. So etwas scheint mir bei den Autisten tendenziell auch vorhanden zu sein.

J. Meereboer: Ja. Hierfür kann ich ein deutliches Beispiel nennen: Ein Autist sitzt am Tisch, es läutet eine Glocke, aber der Autist reagiert nicht. Normalerweise würde man denken, daß der Autist taub ist. Aber er hört die Glocke ganz klar, doch er kann mit dem Ton nicht den Begriff Glocke verbinden. Und wenn er nicht weiß, was da läutet, warum soll er dann reagieren, schließlich gibt es viele Geräusche. Und da es zu viele Geräusche gibt, wird es den Autisten auch zuviel. Durch alle die vielen Wahrnehmungen, zu denen sie keine Begriffe bilden können, die sie nicht mit ihren Vorstellungen ordnen können, entsteht in ihnen Chaos. Deshalb muß man aufpassen, daß sie nicht zu vielen Eindrücken ausgesetzt werden.

W.W.: Wenn Autisten die Tendenz haben, die Wahrnehmungen der Außenwelt nicht mit den Begriffen verbinden zu können, wie kann man ihnen helfen, daß sie beide Bereiche besser mit einem Erkenntnisakt verbinden können?

J. Meereboer: Indem man gemeinsame Erfahrungen macht. Man muß in dem Beispiel der Glocke die Glocke sichtbar machen und sie läuten, dann dürfte es dem Autisten möglich sein, die Glocke und das

Tönen miteinander zu verbinden. Aber es kommt immer darauf an, wie stark der Autismus des jeweiligen Menschen ist. Es gibt immer auf der einen Seite den sehr leichten Autismus, auf der anderen Seite den ganz schweren und alle Zwischenstufen. Auf jeden Fall ist es immer gut, ein Interesse für die irdische Außenwelt zu entwickeln, selbstverständlich auch für jeden anderen Menschen, weil die irdische Außenwelt nachtodlich zur Innenwelt wird. Und ein solches Bemühen ist deshalb eine Vorbedingung für eine gesunde Inkarnation im nächsten Leben. Einen Autisten könnte man immer wieder animieren, allerdings ohne Zwang, daß er Interesse für die Außenwelt ergreift, Schritt für Schritt. Erwachsenen Autisten hilft es z.b., wenn sie eine sinnvolle Tätigkeit haben. Ich kannte in Holland z.b. ein autistisches Kind, welches eine sehr einseitige Fähigkeit hatte, nämlich als Kleinkind Holzklötze aufeinanderzuschichten, und zwar mit einer ungeheuren Präzision, ohne daß sie umfielen. Diese Fähigkeit der Präzision konnte er als Erwachsener im Leierbau anwenden, wo er ein unentbehrlicher Mitarbeiter wurde, weil er ganz präzise Arbeiten vollbrachte. Das war eine sinnvolle Tätigkeit, mit der er sich verbinden konnte. Durch diese berufliche Identifikation wurde er zu einem Erdenbürger.

Aus der Peripherie wahrnehmen

W.W.: Wie nimmt der Autist andere Menschen wahr?

J. Meereboer: Wie ein kleines Kind, vielleicht auch wie ein Engel, auf jeden Fall nicht durch seinen Leib. Wenn ich Dich jetzt anschaue, benutze ich dazu meinen Leib, wenn ich aber schlafe und mit meinem Geistig-Seelischen aus mir heraus bin, benutze ich nicht meinen Leib, wenn ich Dich anschaue. So muß man sich das etwa beim Autisten vorstellen. Deshalb kann ein Autist in einer Schulklasse auch sehr viel lernen.

W.W.: Dann ist er aber doch seelisch sehr bei dem anderen Menschen. Es heißt doch immer, daß die Autisten keinen Kontakt zu den anderen Menschen haben. Ist dies nur ein äußerlicher Schein?

J. Meereboer: Übergeordnet ist er schon in der Seele des anderen Menschen, aber eine eigentliche Begegnung zwischen zwei Menschen, von Ich zu Ich, findet nur durch den Leib hindurch statt. Dies können Autisten nicht.

W.W.: Würde ein Autist ein starkes seelisches Leiden eines anderen Menschen im selben Raum wahrnehmen?

J. Meereboer: Auf jeden Fall. Autisten haben Gefühle, sie können sie nur nicht äußern. Das hat der Autist Birger Sellin auch gesagt. Er berichtet in seinem Buch *„ich will kein inmich mehr sein"* (Köln 2005): *„wieder war weihnacht – ein fest voller eintracht – das irrsinnige spielfest in ohnegleichen ausgedachten illusionsritualisierten mustern – ich richte meinen liebevollen dank an euch es hat mich sehr gefreut."* Und in bezug auf das oben beschriebene Umkehrphänomen ist von ihm Folgendes interessant: *„eines ist irre – im sich sein ist ein toter zustand – ohne sich sein ist einsamkeit – weder das* in-sich- *noch das* ohne-sich-sein-können *leben – reine zustände gibt es nicht – ewig findet ein wechsel statt in mir – sogar in ruhe arbeiten – zwei mächte die nicht zusammenfinden."* (Seite 209)

Das ist die Umkehrsituation, die er auch erlebt hat.

Wenn wir uns inkarnieren, nehmen wir den anderen durch unsere Sinne wahr. Ein Autist nimmt den anderen kaum durch die Sinne wahr, sondern aus der Peripherie heraus. Er nimmt Dich aus der Peripherie als Wolfgang Weirauch wahr und weiß genau, was in Dir vorgeht, was Du denkst, was Du fühlst, alles. Aber er kann es kaum individuell in sich verarbeiten und hat kein persönliches Empfinden dazu. Es ist einfach etwas Objektives, was er wahrnimmt.

W.W.: Aber wie objektiv ist diese übersinnliche Wahrnehmung?

J. Meereboer: Das genau ist die Frage. Vielleicht ist es ein gewisses Registrieren dessen, was er wahrnimmt, mit dem er aber äußerlich nicht unbedingt viel anfangen kann.

W.W.: Inwieweit ist das Willensleben von Autisten gestört? Können sie nicht sprechen, oder wollen sie nicht sprechen?

J. Meereboer: Alles hängt damit zusammen, daß sie sich von ihrer Leiblichkeit abwenden. Sie können nicht wollen.

W.W.: Was heißt das genau?

J. Meereboer: Sie können sich nicht ihrem Leib zuwenden, was vermutlich daran liegt, daß sie sich nicht inkarnieren wollten. Deswegen haben sie keine Identifikation mit ihrer eigenen Leiblichkeit. Und ohne Leiblichkeit kann man nicht etwas wollen. Das geht nicht. Man kann natürlich in einer Therapie versuchen, die Autisten mit ihrer Leiblichkeit wieder in Verbindung zu bringen, aber hier gibt es nur Ansätze mit Massagen, Wärmetherapien und ähnlichem.

W.W.: Die Wärme ist auch ein interessanter Faktor in bezug auf die Autisten. Ist es richtig, daß autistische Kinder bei Fieberzuständen normaler wirken?

J. Meereboer: Ja, das ist tatsächlich so.

W.W.: Kannst Du noch etwas dazu sagen, daß viele Autisten sehr intelligent scheinen, daß sie komplizierte Worte schon in jungen Jahren lesen können und daß sie später ganze Buchseiten auswendig wiedergeben können?

J. Meereboer: Allgemein kann man sagen, daß die Kinder unterschiedlich mit ihrer Behinderung umgehen. Die Intelligenz der Autisten hat nichts mit ihrem physischen Leib zu tun, sondern mit dem, was sie karmisch mitbringen. Birger Sellin war z.B. mit seinem Wesen im Bücherschrank seines Vaters, er nahm die Bücher mit anderen Fähigkeiten auf. So brachte er sich selber das Lesen bei.

W.W.: Aber wenn er so lesen lernt und die Bücher aufnimmt, greift er doch in die physische Welt ein, denn das Buch ist ja physisch gedruckt!

J. Meereboer: Das stimmt. Und das verstehe ich, ehrlich gesagt, auch nicht. Ich weiß nur, daß die Autisten, statt ihren Leib zu ergreifen, mit ihrem Wesen in der Umwelt sind. Auf irgendeine Weise prägt sich der Inhalt eines Buches in den Ätherleib der Autisten ein. Es wird auch ein fotografisches Gedächtnis vorliegen. Wir müssen jedes Wort nacheinander lesen, um zu einem Überblick zu kommen, viele Autisten können dies mit einem Male. Auch das ist ein Umkehrphänomen, daß sie den Inhalt eines Buches von außen anschauen und dann in sich aufnehmen. Das ist in etwa so wie das Lebenstableau des sich lösenden Ätherleibes unmittelbar nach dem Tod. Diesen Inhaltsüberblick kann ein Autist abrufen.

W.W.: Inwiefern spielen Liebe und Sexualität bei Autisten eine Rolle?

J. Meereboer: Bei den schweren Formen autistischer Menschen, die ich in Holland erlebt habe, spielt beides kaum eine Rolle; bei den leichteren Formen ist es vorhanden, aber immer mit wenig Gefühl, mit wenig Emotionalität. Ich kann mich z.B. an einen Jungen erinnern, der in ein Mädchen verliebt war – aber er ging eigentlich mit ihr um wie mit einem Gegenstand.

W.W.: Aber er war verliebt?

J. Meereboer: Er hat es so genannt. Er hat Interesse an dem Mädchen gezeigt, weil sie auf ihn einen niedlichen Eindruck gemacht hatte. Aber nach einem oder zwei Monaten war dieses angebliche Verliebtheitsgefühl wieder verschwunden. Er hat es aber nur mir als Vertrauensperson gegenüber geäußert, dem Mädchen gegenüber nicht. Ich hatte das Gefühl, daß es etwas war, was zu seinem Alter dazugehörte und was er auf irgendeinen Menschen projizieren mußte. Es war sehr kopfig.

W.W.: Und wie steht es mit sexuellen Bedürfnissen?

J. Meereboer: Habe ich nicht erlebt. Ein sexuelles Bedürfnis kann ja eigentlich nur entstehen, wenn man einen Bezug zum eigenen Leib hat.

W.W.: Nun ja, sie sind ja in einem Leib, sie werden ja auch ein Hungergefühl haben, oder gibt es das auch nicht?

J. Meereboer: Es gibt Autisten, die zuwenig essen, es gibt Autisten, die zuviel essen; man muß als Versorger und Vertrauensperson zielgerichtet damit umgehen, manchmal wie bei kleinen Kindern.

Sie saß unter dem Tisch und spielte Tiger

Noch etwas habe ich beobachtet: Für einen Autisten ist es sehr hilfreich, wenn in der Nähe ein Down-Syndrom-Kind ist, denn ein Mensch mit Down-Syndrom fordert nicht, er gibt Liebe ab, und m.E. sind die Kinder mit Down-Syndrom genau das Gegenteil der Kinder mit Autismus. Ich hielt einmal einen Vortrag in Slowenien über Autismus, und da kam die Frage auf, was wir mit Autisten machen können, die nie zum Essen erscheinen. Dort schlug ich vor, daß man Kinder mit Down-Syndrom mit Autisten in eine Verbindung bringen sollte, indem sie gemeinsam essen sollten. Dann würden die Autisten auch zum Essen kommen.

Dies wurde darauf sofort von einer Frau bestätigt – ein autistischer Junge sei nie zum Essen erschienen, aber seitdem ein Junge mit Down-Syndrom anwesend war, würde er ständig pünktlich erscheinen.

Das liegt daran, daß ein Kind mit Down-Syndrom den Autisten in gewisser Weise einlädt, aber nicht fordert. Ein solcher Mensch greift nicht in den Willen eines Autisten ein, er will nicht etwas, was der Autist wollen muß.

Ich kenne z.B. ein autistisches Mädchen, das bei der Einschulung nicht bereit war mitzumachen, das nicht zum Unterricht erschien, weil die neue Umgebung viel zu bedrohlich für sie war; sie saß nur unter dem Tisch und spielte Tiger, womit sie alle Anforderungen von sich abhielt. Ich machte ihr dann den Vorschlag, einem Down-Syndrom-Mädchen aus der gleichen Klasse im Unterricht zu helfen. Das hat sie dann sofort gemacht, ging fortan zum Unterricht und lernte alles, was sie lernen konnte. Ohne dieses Down-Syndrom-Mädchen wäre das nicht geschehen. Deswegen ist es für mich ein sehr wichtiger und entscheidender therapeutischer Ansatz, daß dort, wo Autisten sind, auch Menschen mit Down-Syndrom sein sollten.

Mißglückte Inkarnation

W.W.: Das ganze Phänomen Autismus erscheint wie eine mißglückte Inkarnation. Was veranlaßt einen Menschen, sich eine Inkarnation zu wählen, in der man kaum Zugang zu anderen Menschen und zur Umwelt hat?

J. Meereboer: Vermutlich ist es bei vielen Autisten so – und das bestätigen auch andere Heilpädagogen –, daß ein Autist als Autist auf die Welt kommt, weil sie oder er im letzten Leben traumatische Erlebnisse hatte.

Angst, auf die Welt zu kommen

Durch Vermittlung von Frau Staël von Holstein konnte ich auch mit Etschewit (siehe die Naturgeister-Bücher) darüber sprechen, und er hat es bestätigt und auch hinzugefügt, daß viele der Autisten im letzten Leben sexuell mißbraucht wurden. Selbstverständlich können es auch andere körperliche Mißbrauchsfälle sein, also z.B. Folter und ähnliches. Und daraus kann eine gewisse Angst der Autisten folgen, auf die Welt zu kommen, um dies nicht wieder erleben zu müssen. Bei leichten autistischen Formen kann auch eine gewisse Scheu oder

Zurückhaltung vor der heutigen Situation auf der Erde und innerhalb der Menschheit ausschlaggebend sein, also der krasse Materialismus, die weitverbreitete soziale Kälte. Und wenn ein Kind in einer solchen Situation aus der geistigen Welt heraus vor einer Inkarnation steht, dann kann man schon verstehen, daß ein solcher Mensch sich scheut, sich in diesen Verhältnissen zu inkarnieren, und lieber in der geistigen Welt bleiben möchte.

W.W.: Bei folgender Frage begebe ich mich durchaus auf dünnes Eis, weil ich die Zusammenhänge nicht überschauen kann; aber vielleicht findest Du eine Antwort. Wenn wir davon ausgehen, daß ein Mensch in einem letzten Leben sexuell mißbraucht oder gefoltert wurde und im nächsten Leben eine autistische Inkarnation hat – wie ist dann hier die Ursache-Wirkungs-Kette des Karmas? Ist es so, daß aus dem sexuellen Mißbrauch oder der Folter im Sinne von Ursache und Wirkung in der zweiten Inkarnation eine Inkarnationsmöglichkeit notwendigerweise entstehen muß, die nichts weiter als eine autistische Inkarnation möglich macht – was, nebenbei bemerkt, sehr ungerecht wäre –, oder ist es so, daß ein Mensch sich im zweiten Leben aufgrund der Erfahrungen im ersten Leben diese autistische Inkarnation freiwillig sucht?

J. Meereboer: Bei vielen Menschen ist es ein Ausgleich, je nach individuellem Schicksal, aber bei Autisten ist es m.E. die Angst vor der Inkarnation, weil sie nicht noch einmal das erleben wollen, was sie schon einmal erlebt haben. Aber sie müssen ja auf die Erde kommen, daraus entsteht auch ein großes Bedürfnis, einen Anschluß an Christus zu finden. Und dies ist dann auch ein Ausgleich für das nächste Leben. Deswegen ist es wichtig, den Autisten in den heilpädagogischen Einrichtungen den Zusammenhang mit Christus zu vermitteln, z.B. durch kultische Handlungen. Man muß sie immer wieder zum Christus führen.

Ein Autist ist in gewisser Weise auch in einem Kontakt zu Ahriman, vielleicht stärker als andere Menschen, was man z.B. daran sieht, daß Autisten für technische Zusammenhänge starkes Interesse zeigen, auch daran, daß alles in ihrem Leben automatisch und schematisch ist, und daß sie zum Leben selbst, zu ätherischen Vorgängen, wenig Neigung haben. Deswegen ist es eine Aufgabe, sie immer wieder mit

Christus in Verbindung zu bringen, und weil sie in einem gewissen verstärkten Maße mit Ahriman in Kontakt standen oder stehen, haben sie aber auch diese verstärkte Sehnsucht nach dem Christus.

Ich kann das aus meiner eigenen Erfahrung bestätigen, daß z.B. ein autistisches Kind in der Kinderhandlung des freien christlichen Religionsunterrichts niemals auf die Bitte *„der Gottesgeist wird sein mit dir, wenn du ihn suchest"* eine Antwort gab. Die Kinder geben aufgrund dieser Bitte normalerweise die Antwort *„ich will ihn suchen"*. Dieses Kind aber, ein Mädchen, konnte das niemals sagen. Als ich sie daraufhin ansprach, sagte sie: *„Ich will ihn nicht suchen, sondern ich will, daß er immer bei mir ist."* Sie konnte nicht wollen, sie konnte nicht suchen, und diese Situation machte ihr Angst. Und sie antwortete nicht auf die Bitte, sondern sie wußte sogar, daß Christus immer bei ihr ist, und der, der bei einem ist, den braucht man nicht zu suchen. Sie hatte ihn schon gefunden.

Kaum Interesse für das Leben

W.W.: Wie ist es mit dem Ätherleib eines Autisten, ist er zu fest oder zu locker mit dem physischen Leib verbunden, bzw. inwiefern prägt die Unbeweglichkeit eines Autisten die Gestaltung seines Ätherleibes?

J. Meereboer: Wenn wir uns inkarnieren, gestaltet das Ich nach und nach einen individuellen physischen Leib aufgrund der Vorlage, die von den Eltern vererbt wird, der Ätherleib wird genutzt, um den Leib aufzubauen und am Leben zu erhalten, den Astralleib gebrauchen wir z.B., um uns Vorstellungen zu machen. Bei den schweren Autisten hat das Ich aber kaum einen Zugriff auf diese drei Leiber. Der Ätherleib hat ein wenig Eigendynamik. Ein schwerer Autist interessiert sich nicht für seinen Ätherleib (Lebensleib) und dadurch auch nicht für das Lebendige um ihn herum, also z.B. nicht für Tiere und Pflanzen.

Einen unbeweglichen Ätherleib kann ich nicht erkennen, man könnte höchstens sagen, daß der Ätherleib nicht individualisiert ist. Ähnliches sieht man am physischen Leib ganz klar, weil die Autisten oftmals keinen individuellen Ausdruck in ihrem physischen Leib haben, vor allem im Gesicht während des Schlafs. Im Wachzustand ist das Gesicht dagegen oft verzerrt.

Der Astralleib ist eigentlich nicht gelenkt, weswegen Autisten sich nicht mit ihrem Seelenleben gegen Dinge abschirmen können, die auf sie zukommen. Sie sind z.B. leicht erschreckbar, weil sie gewisse Wahrnehmungen nicht zuordnen können. Vor allem aber hat das Ich auf die drei unteren Wesensglieder nur einen geringfügigen Zugriff. Die drei unteren Wesensglieder vollziehen zu wenig das, was sie sollen.

W.W.: Kannst Du noch etwas zur Angst der Autisten sagen?

J. Meereboer: Das Wichtigste bei autistischen Kindern ist, daß man ihnen vermittelt, daß sie einem vertrauen können. Ohne diese Vertrauensbasis geht eigentlich nichts. Es kann aber ein Jahr dauern, bis dieses Vertrauen geschaffen ist. Und die wichtigste Voraussetzung für dieses Vertrauen ist, daß man anerkennt, daß diese Menschen Autisten sind. Ferner muß man ihnen klarmachen, daß man es ihnen nicht übelnimmt, wenn sie einen Ausraster haben, weil sie nichts dafür können. Ich habe z.B. einmal einen Jungen betreut, der einen Zeckenbiß hatte, und er hatte eine solche Angst davor, daß mit ihm irgend etwas geschehen könnte, daß er begann, die ganze Klasse auseinanderzunehmen. Es bringt überhaupt nichts, ihm das in einer solchen Situation übelzunehmen oder ihn zu bestrafen. Das einzige, was ihm hilft, ist, ihn so schnell wie möglich zum Arzt zu bringen. Dann kann er sich wieder beruhigen.

W.W.: Ist die Angst bei Autisten sehr häufig, ist sie sogar täglich vorhanden?

Meereboer: Als Grundmuster ist sie eigentlich ständig vorhanden. In Holland erlebte ich z.B. eine ganz merkwürdige Angst bei einem autistischen Kind: Es sah den ganzen Tag über merkwürdige Wesen bei ihm auf dem Sofa sitzen. Am Tage war dies kein Problem, aber am Abend vor dem Schlafen machten sie ihm Angst. Dann mußte man das Fenster aufmachen und die Wesen bitten, nach draußen zu ziehen. Dann konnte der junge Mann einschlafen.

Er stand vor der Schwelle

Eine sehr interessante Erfahrung machte ich in jungen Jahren in Holland mit einem anderen jungen Autisten. Ich kam mit ihm vom Einkaufen, ging einen Weg an den Dünen entlang, und vor uns auf dem Weg lag ein kleines Ästchen. Vor diesem Ästchen blieb der junge Autist stehen, denn es war für ihn wie eine Schranke. Er wollte einfach nicht weitergehen. Daraufhin habe ich das Ästchen genommen und in die Büsche geworfen. Aber er suchte das Ästchen im Gebüsch, legte es wieder auf die Straße und blieb wieder vor ihm wie vor einer Schranke stehen. Was macht man in einem solchen Fall?

W.W.: Keine Ahnung.

J. Meereboer: Die Welt teilte sich für ihn in zwei Welten, wie bei der Geburt. Er stand vor einer Schwelle und kam mit seinem Bewußtsein nicht über diese Schwelle. Es half gar nichts, die Schwelle zu entfernen. Ich bin dann mit ihm zurück ins Dorf gegangen und auf der anderen Straßenseite an der Stelle mit dem Ästchen vorbeigegangen. Das hat geklappt. Er wußte, daß die Schranke auf der anderen Straßenseite war, aber es war ihm möglich, auf dieser Straßenseite an der Schranke vorbeizugehen. Solche eigenartigen Dinge erlebt man mit Autisten.

W.W.: Autisten schauen einem ja oft nicht in die Augen, aber wenn sie einem in die Augen blicken, ist es dann so, daß sie mehr von diesem Menschen hören wollen?

Meereboer: Das ist verschieden. Ich kenne viele, die einen starr angucken und nicht lockerlassen, bis man ihnen eine Antwort gegeben hat.

W.W.: Sie wollen also durch diesen Blickkontakt bewirken, daß man erkennt, was sie wünschen, obwohl sie es nicht aussprechen?

J. Meereboer: Ja. Das ist aber kein ichdurchleuchteter warmer Blick, sondern ein starrer Blick.

W.W.: Wir haben ja schon darüber gesprochen, daß Autisten oft stereotype Verhaltensformen haben, indem sie Handlungen in ihrer näheren Umgebung starr und ordnend ausführen, z.B. Gegenstände in eine Reihe legen usw. Soweit ich es verstanden habe, führen sie derartige Handlungen oft sehr schnell aus. Liegt das daran, daß sie meinen, keine Zeit zu haben, oder sind sie lediglich in diesen Bereichen sehr geschickt?

J. Meereboer: Sie leben m.E. nicht in Zeitprozessen, sondern in Zeiteinheiten, also in Takten. Wenn wir als Nicht-Autisten so etwas machen, beginnen wir meist mit einer Entstehungsphase, gefolgt von einer längeren Hauptphase und einer ausklingenden

Phase. Oder wir lassen uns etwas Zeit, überschauen einen Zusammenhang, lassen ihn wirken. Bei den Autisten ist es so, daß sie zu solchen Zeitprozessen keinen Bezug haben, und deshalb muß meist etwas in einem Moment fertig sein. Ich kenne auch viele autistische Kinder, die etwas zeichnen, und das geht sehr schnell – dann ist es aber auch fertig, komplett. Es gibt hier keinen Entwicklungsprozeß. Deshalb geht vieles zack-zack.

W.W.: Wenn man als Eltern in den ersten drei Jahren merkt, daß man ein autistisches Kind hat, kann man dann etwas unternehmen, was den Autismus abschwächt?

J. Meereboer: Man muß auf jeden Fall aufpassen, daß man dem autistischen Kind keine Gewalt antut, und man kann alles versuchen, damit es eine stärkere Verbindung mit seinem Leib bekommt. Das geht durch Streicheln, durch Zusammenspiel, dadurch, daß man gemeinsam Dinge anfaßt. Aber man muß immer schauen, daß die Kinder das auch wollen bzw. wollen können, denn wenn es nicht klappt, werden sie schreien. Das merkt man dann sofort. Es kann ihnen nämlich sehr leicht zuviel werden. Solche Übungen und Prozesse sind natürlich für alle Menschen gesund, damit sie einen stärkeren Bezug zu ihrem Leib bekommen. In späteren Jahren können dies auch Massagen sein.

W.W.: Wie steht es mit Umarmungen und ähnlichen Liebesbeweisen; wollen das autistische Kinder?

J. Meereboer: Umarmungen sind ihnen oft zuviel und zu eng, aber natürlich brauchen sie viel Liebe. Für die Mütter ist das aber sehr problematisch, weil sie auf ihre Liebesgesten keine Antwort erhalten.

Einen Bezug zur Zeit schaffen

W.W.: Ist es sinnvoll, autistische Kinder aus dem Elternhaus herauszunehmen, und ist es gleichzeitig sinnvoll, sie in Gemeinschaft mit anderen autistischen Kindern zu bringen?

J. Meereboer: Wenn das autistische Kind das einzige Kind ist und nur die Eltern als Bezugspersonen hat, kann es sein, daß seine schon vorhandene Isolation noch verstärkt wird. In der Gemeinschaft in einem Heim geht es nur, wenn die autistischen Kinder Vertrauen zu den Betreuern bekommen, was nur funktioniert, wenn sie sich von den Betreuern verstanden fühlen in ihrem So-Sein. Natürlich muß man vorsichtig sein, autistische Kinder nicht zu früh aus dem Familienverband herauszunehmen; das muß man ganz individuell anpassen. Der Vorteil einer Gemeinschaft ist aber, daß sie durch den rhythmischen Ablauf des Tages, der Woche und der Monate einen Bezug zur Zeit bekommen könnten, besonders durch die Jahresfeste. Besonders wichtig ist eine religiöse Orientierung im Ablauf der Jahresfeste. Wenn in dieser Gemeinschaft noch Kinder mit Down-Syndrom sind, ist es noch besser. Und wenn man ihnen kultische Handlungen anbietet, z.B. von der Christengemeinschaft oder von dem freichristlichen Religionsunterricht, und sie dazu Vertrauen entwickeln können, fühlen sie sich dort sehr gut aufgehoben. Ferner gibt es noch eine Hilfe vom Gemeinschaftswesen, von dem Engel einer solchen Gemeinschaft, der sich darum kümmert, daß die Menschen so miteinander umgehen, daß alle gut aufgehoben sind.

Äußerlich wichtig ist die Kinderkonferenz, in der sich alle Betreuer einem Kind individuell widmen und versuchen, das jeweilige Kind richtig zu verstehen. Das wirkt therapeutisch sehr. Natürlich muß es eine richtige Kinderkonferenz sein.

Ich kann aber auch die Autisten verstehen, die nicht mehr in verschiedenen Gemeinschaften sein möchten, was immer dann der Fall ist, wenn sie sich nicht richtig verstanden fühlen.

W.W.: Ist es richtig, autistische Kinder so zu behandeln, als seien sie älter?

J. Meereboer: Inhaltlich und in der Art, wie man mit Kindern umgeht, sollte es immer altersgemäß sein, seelisch dagegen holt man sie dort ab, wo sie stehen. Dies ist bei den autistischen Kindern sehr problematisch, denn man kann sich fragen, wo sie stehen. Irgendwie stehen sie nirgendwo. Man kann sie eigentlich nur da abholen, wo sie zwanghaft oder in ihrer automatischen Haltung stehen. Aber ich würde immer altersgemäß mit ihnen umgehen. Wenn sie fünf oder sechs Jahre alt sind, dann brauchen sie Märchen genauso wie alle anderen Kinder. Man kann sich hier durchaus am Lehrplan der Waldorfschulen orientieren.

W.W.: Du betontest, daß sich das Interesse vieler autistischer Kinder oft der toten Welt widmet; aber haben sie nicht vielleicht auch einen Bezug zu Geistigem, Künstlerischem und Religiösem? Liegt es vielleicht daran, daß sie die Interessen für diese Gebiete nicht äußern können, und sollte man sie in die Richtung solcher Gebiete bringen?

J. Meereboer: Vielleicht ist der Begriff Interesse falsch; sie haben entweder einen Bezug oder keinen Bezug. Einen Bezug zu allem Lebendigen haben sie meist nicht. Dies ist auch bei leichteren Fällen von Autismus nicht der Fall. Natürlich wäre es sehr schön, wenn man ihnen diesen Bezug vermitteln könnte.

W.W.: Ihnen also z.B. einen Hasen ins Zimmer zu geben wäre falsch?

J. Meereboer: Höchstwahrscheinlich, denn es kann gut sein, daß sie den Hasen quälen und gar nicht merken, daß sie ihm weh tun. Eine Pflanze im Zimmer werden sie vielleicht abpflücken und wegwerfen. Ähnlich schwierig ist auch ihre Beziehung zu Menschen; wenn sie mit anderen Menschen umgehen, merken sie auch nicht, daß sie hie und da einem anderen Menschen Schaden zufügen. Die Mutter ist oft auch nur ein Ding für sie. Sie brauchen sie nur für ihre Zwecke, aber nicht, weil sie die Mutter als ganzen Menschen lieben. Wenn sie z.B. ein Glas Wasser zum Trinken haben wollen, brauchen sie dafür ihre Mutter wie ein Gerät, weil sie alleine das Glas nicht an den Mund führen können. Sie nehmen die Hand der Mutter, führen diese zum Glas, und die Mutter führt das Glas dann zum Mund des Autisten. Es ist ähnlich wie bei der gestützten Kommunikation; sie brauchen das Willensleben der Mutter.

W.W.: Wie steht es mit den künstlerischen Begabungen von Autisten?

J. Meereboer: Meist sind Autisten nicht künstlerisch begabt, bis auf eine Ausnahme: Musikalisch sind sie schon. Obwohl sie das dann wieder unrhythmisch zum Ausdruck bringen. Aber in der bildenden Kunst kommt meist nicht viel dabei heraus. Wenn sie malen, ist es immer sehr statisch. Es tut ihnen aber gut, wenn man sie mit religiöser Kunst in Verbindung bringt. Wichtig ist es, Religion nicht nur zu hören, sondern auch mit Musik und künstlerischer Tätigkeit zu vermitteln.

W.W.: Wäre es nicht auch wichtig, daß sie plastizieren?

J. Meereboer: Ja, auf jeden Fall. Wenn sie es können, bekommen sie dadurch einen stärkeren Bezug zu ihrem Leib. Ich kannte auch einen autistischen Jungen, der gut Vasen in der Töpferei töpfern konnte, aber das hat er jahrelang immer in der gleichen Art wieder produziert. Es war alles ohne Phantasie. Derjenige, von dem ich schon sprach, der Leiern baute, konnte dies auch exakt durchführen, er wäre aber niemals in der Lage gewesen, eine Leier zu entwerfen.

W.W.: Wie ist es mit der Erinnerung von Autisten? Ist es so, daß Autisten vieles an Erinnerungen gleichzeitig im Bewußtsein haben, ähnlich wie im Nachtodlichen?

J. Meereboer: Ja, das ist ähnlich. Äußerlich denkt man immer, daß sie ein ungeheuer starkes Gedächtnis haben. Sie schauen sich ein Buch kurz an und könnten vielleicht sogar den gesamten Inhalt referieren, wenn sie referieren würden. Aber sie kennen den Inhalt. Ich bin auch davon überzeugt, daß sehr viele Autisten hellsichtig sind und Gedanken lesen können, wenn die Gedanken präzise gedacht werden. Das ist ähnlich wie beim Kind in der Zeit der ersten zwei Lebensjahre.

W.W.: Ist es auch so, daß Autisten ihr Gehirn in jungen Jahren nicht richtig aufbauen können?

J. Meereboer: Ja, wenn ihr Bewegungsapparat gestört ist, wenn sie sich nicht richtig bewegen, wenn Ich und Astralleib z.B. den physischen Leib nicht richtig ergreifen können, dann ist die Folge, daß das Gehirn nicht richtig aufgebaut werden kann, was man bei anderen heilpädagogischen Fällen genauso oder sogar noch verstärkt wahrnimmt. Bei den Autisten müßte es eigentlich ähnlich sein, weil diese sich oftmals nicht richtig und ausgiebig bewegen. Insofern wäre eine möglichst differenzierte Bewegung für Autisten gut, aber sie lassen sich ja nicht bewegen!

Von einer unbewohnten Insel abgeholt werden

W.W.: Autisten können sich ja über FC, über computergestützte Kommunikation, mit den anderen Menschen unterhalten, wenn sie es lernen. Was genau macht der Helfer dabei?

J. Meereboer: Ich selbst habe keine Erfahrung mit computergestützter Kommunikation, aber es geht grundsätzlich darum, daß der Helfer so eingreifen sollte, daß der Autist wollen kann, denn alleine kann er nicht wollen. Das vermittelt man ihm dadurch, daß man seinen Arm stützt, damit er auf die Tasten drücken kann. Man gibt ihm den eigenen Willen, damit er anfangen kann, die Tasten zu bewegen. Übersinnlich bzw. übergeordnet kann er es ohnehin, aber er kann seinen Leib nicht dazu benutzen. Deshalb muß man ihm helfen, seinen eigenen Leib für diese Tätigkeit, für diese Fähigkeit benutzen zu können, dann kann er das tote Gerät des Computers bedienen. Als Unterstützer muß man allerdings seinen persönlichen Willen ganz heraushalten, denn sonst kann es sein, daß das, was der Autist wiedergibt, gefärbt ist. Man hält also seinen Arm, und der Autist sucht die Buchstaben selbst.

W.W.: Nehmen wir einmal an, daß es in der letzten Zeit mehr Autisten gibt als früher, auch wenn man das vielleicht nie ganz herausbekommt. Sie leben in ihrem Gefängnis, aufgrund von Traumata aus dem letzten Leben und anderen Gründen, und nun gibt es eine Möglichkeit über den Computer, daß sie sich äußern können. Autisten sind mehr oder weniger hellsichtig, leben in ihrem Gefängnis, können sich nicht äußern, können nicht vermitteln, was sie anderen Menschen mitteilen möchten. Plötzlich können sie sich aber über den Computer äußern, können dadurch aus ihrem Gefängnis ausbrechen und können das, was sie eigentlich denken und wahrnehmen, über die Brücke des Computers vermitteln. Was wird in ihnen vorgehen, wenn sich ihnen mit einem Mal eine solche Möglichkeit eröffnet?

J. Meereboer: Das ist einerseits wie ein Wunder. Und es ist mit Sicherheit ein Segen, da sie dadurch Zugang zu den anderen Menschen finden. Das befreit sie aus ihrem Gefängnis, aus ihrer Isolation. Es muß selbstverständlich eine absolute Erleichterung für sie sein, wie eine Befreiung, wie ein neues Geborenwerden. Es ist so, als würde man von einer unbewohnten Insel abgeholt werden. Plötzlich ist man in der Lage, mit seinen Mitmenschen zu kommunizieren.

W.W.: Meinst Du, daß sehr viele Autisten hellseherische Fähigkeiten haben?

J. Meereboer: Genau sagen kann ich das nicht, aber ich vermute, daß es so ist. Allerdings sind dies keine auf Erden erworbenen hellseherischen Fähigkeiten, weil Autisten allgemein auf Erden überhaupt keine Fähigkeiten erwerben bzw. nur sehr wenige. Wenn sie hellseherische Fähigkeiten haben, berichten sie eigentlich über etwas, was sie aus dem vorigen Leben kennen bzw. aus dem Leben zwischen Tod und neuer Geburt, aber es ist minimal nur in diesem Leben erworben, auch wenn sie natürlich in diesem Leben in einer Art übersinnlichem Zustand etwas mitbekommen. Was ihnen enorm hilft, ist, daß man sie zum Christus führt und daß man ihnen das Vertrauen vermittelt, daß sie in einem weiteren Leben wieder ein normales Leben führen können.

W.W.: Inwieweit haben sie einen hellseherischen Überblick über sämtliche Phänomene der Zeit und der hiesigen Welt? Lesen sie übersinnlich nur das, was die Menschen in ihrem Umkreis denken bzw. mit dem sie sich beschäftigen, oder könnten sie z.b. übersinnlich etwas über Peru wissen, obwohl sich niemand in ihrem Umkreis mit Peru beschäftigt?

J. Meereboer: Vielleicht könnten sie es, aber vermutlich tun sie es nicht. Oft bemühen sie sich nur um das, was in ihrem Umkreis ist oder was in ihrem letztes Leben war. Und ich nehme an, daß sie vordringlich nur das Denken derjenigen Menschen wahrnehmen, mit denen sie zu tun haben. Aber wenn Autisten uns beide kennen, könnten sie mit Sicherheit auch wahrnehmen, was wir hier gerade miteinander sprechen und denken. Vermutlich sind sie auch geistig ein wenig in einem Raum gefangen.

Hellsichtig

W.W.: Wenn Autisten mit geistigen Wesen kommunizieren und Richtiges wie Falsches wiedergeben – wie kann man das erklären?

J. Meereboer: Auch hier hat mir in den Gesprächen mit Frau Staël von Holstein durch ihre Vermittlung Etschewit geholfen. Autisten, die Übersinnliches wahrnehmen können, erleben große geistige Tatsachen, vor allem deswegen, weil sie noch vorgeburtlich in der geistigen Welt leben. Andererseits sind ihre Ausdrucksmöglichkeiten nicht genügend, um diese gewaltigen geistigen Zusammenhänge richtig und differenziert wiederzugeben. Es liegt also nicht daran, daß sie geistig etwas falsch wahrnehmen, sondern daß sie in ihrer Ausdrucksmöglichkeit eingeschränkt sind und deshalb manches nicht richtig wiedergeben können. Es kann gut sein, daß sie unmittelbar das wiedergeben, was sie schauen bzw. mit geistigen Wesen kommunizieren, daß dies aber nur ungenügend wiedergegeben wird; auch kann es dazu führen, daß man durch diese Mitteilungen andere Menschen nicht freiläßt. Geistige Schauungen könnten z.b. verkürzt, dogmatisch wiedergegeben werden, so daß diese eine Art Zwangscharakter bekommen, ähnlich wie die Autisten in der äußeren Welt wie in einer Art Zwangsjacke stecken und mit ihr umgehen. Es kann also z.b. sein, daß sie geistige Tendenzen wahrnehmen, sie aber mitunter zu eng, zu dogmatisch darstellen, so daß sie nicht mehr freilassend sind, so daß hier auch keine Prozesse wiedergegeben werden. Aus Rhythmus wird Takt.

Etschewit über Autisten

W.W.: Kannst Du abschließend noch einiges von dem berichten, was Du mit Etschewit in bezug auf Autismus besprochen hast?

J. Meereboer: Über die Vorleben habe ich schon gesprochen. Ich habe u.a. noch gefragt, ob sich Autisten tendenziell schneller inkarnieren. Etschewit hat dazu gesagt, daß das verschieden ist, aber daß sich in der Tat viele sehr schnell inkarnieren und daß diese nach dem Tod nicht weiter als bis zum Mond gekommen sind, daß sie also nicht durch alle weiteren Planetensphären gegangen sind. Sie machen also nur die Kamaloka-Phase mit und kommen dann wieder zur Erde.

Etschewit hat auch gesagt, daß das Nervensystem und das Gehirn der Autisten richtig aufgebaut ist, daß es aber nicht richtig vom Ich gesteuert werden kann. Er sprach darüber, daß die Fließgeschwindigkeit, also die elektrischen Ströme in den Nerven, bei den Autisten vermutlich viel schneller ist als bei sogenannten normalen Menschen. Ich fragte dann, wie das Gehirn bei den Autisten gesteuert wird, wenn nicht vom Ich, und Etschewit sagte, daß dies ätherisch gesteuert werde, durch ätherische Ströme. Also eine Eigendynamik des Ätherleibs.

Er regte auch an, daß man die Botenstoffe untersuchen könne und daß man bemerken würde, daß diese nicht richtig fließen. Das Ätherische und die elektrischen Ströme fließen demnach zu schnell, die Botenstoffe zu langsam, d.h. die Stoffe, die nötig sind, um dem Gehirn Signale zu geben. Das ist quasi die „Ausschaltung" des Astralleibs. Und hier sitzt der Eingriff von Ahriman, der nicht will, daß dies normal funktioniert. Ahriman will nicht, daß diese Botenstoffe fließen. Dadurch wird das Verhalten der Autisten automatisch. Ahriman möchte, daß Autisten zu Automaten werden, als Automaten wirken und aus diesem Automatismus nicht herauskommen können. Deshalb will das höhere Wesen, das Ich der Autisten, nichts mehr von Ahriman wissen, und deshalb sehnen sich die Autisten nach dem Christus. Das sollte man ihnen als Mensch vermitteln.

Etschewit sprach auch darüber, daß es für Autisten eine große Hilfe sei, wenn man ihnen das Johannesevangelium vorlese. Johannes der Täufer war ja auch ein Zeuge, sein hauptsächliches Wirken war die Zeugenschaft, indem er bei der Jordantaufe den Christus bezeugte. Ähnlich sind auch die Autisten Zeugen. Mit dieser Zeugenschaft können sich die Autisten identifizieren, denn sie sind in ihrem Leben verdammt, Zeugen zu sein. Sie entwickeln sich eigentlich nicht, sie sind nur Zeugen dessen, was die Eltern und andere Menschen denken. Sie vollbringen selbst kaum Taten. Und mit dem Johannesevangelium wird eine Art religiöser übersinnlicher Zeugenschaft vermittelt, die den Autisten guttut.

Auf jeden Fall muß man wissen, daß Autisten, die sich mit Hilfe computergestützter Kommunikation äußern, eine Begrifflichkeit nutzen müssen, die nicht ausreicht, das wiederzugeben, was sie schauen und eigentlich wiedergeben möchten. Sie haben einen zu kleinen Wortschatz für zu große geistige Tatsachen. Etschewit hat auch bestätigt, daß die Autisten nicht Innen und Außen unterscheiden können, sowohl in bezug auf das Übersinnliche und das Sinnliche als auch im Sozialen.

Ich habe auch gefragt, wie man mit Autisten ohne computergestützte Kommunikation kommunizieren kann, und Etschewit hat darauf geantwortet, daß wir die Gedankenübertragung lernen müssen, daß wir hier also übersinnliche Fähigkeiten erarbeiten müssen. Ferner

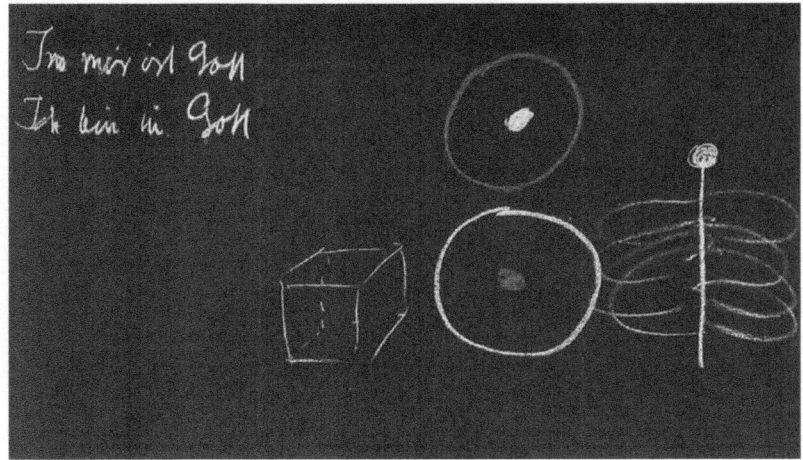

Rudolf Steiner, Tafelzeichnungen zum Heilpädagogischen Kursus , GA 317
Zehnter Vortrag, 5. Juli 1924

wies er darauf hin, daß man die Mikrobewegungen am physischen
Leib wahrnehmen lernen sollte – also den Lidschlag, eine kleine
Grimasse und ähnliches, was man meist nur in Filmen, die man in
Zeitlupe laufen läßt, bemerken kann. Denn in dieser Körpersprache
zeigten sich die Gefühlsäußerungen der Autisten. Hier müßte man
forschen.

Weil bei den Gesprächen mit Frau Staël von Holstein über den
„Heilpädagogischen Kurs" von Rudolf Steiner auch Christian Rosen-
kreutz als unsichtbarer interessierter Zuhörer geistig anwesend ist,
frage ich gelegentlich auch, was er zum Thema sagen möchte. Dazu
äußerte er sich so – vermittelt durch Frau Staël von Holstein –, daß
es sehr gut ist, daß wir die Rosenkreuz-Meditation meditieren, wenn
ein Autist im Raum anwesend ist, und daß er dabei ist und dies mit-
erlebt. Dadurch bekommt er eine Ordnung in bezug zur Innenwelt
und Außenwelt. Man muß erfahren sein und diese Meditation korrekt
durchführen, genau wie Steiner es angegeben hat, also daß man das
schwarze Kreuz mit den roten Rosen genau aufbaut. Rudolf Steiner
hat für die Heilpädagogen auch in diesem Zusammenhang eine sehr
brauchbare Meditation gegeben, um eine Beziehung zu der Tatsache

zu bekommen, daß unsere irdische Außenwelt später zwischen Tod und neuer Geburt unsere außerirdische Innenwelt ist. Dies drückt die sogenannte Punkt-und-Kreis-Meditation mit den Worten für abends: *„In mir ist Gott"* und mit den Worten für morgens: *„Ich bin in Gott"* (siehe Abbildung Seite 39). Wenn man also in dieser Weise stark und richtig in ihrer Gegenwart meditiert, können die Autisten sich besser in Innen und Außen orientieren. Christian Rosenkreuz ist immer bestrebt, uns zu helfen, daß Anthroposophie praktisch werden soll, wenn wir ihn fragen. ⁓

Wie und warum
FC (facilitated communication)
funktioniert

von Hilke Osika

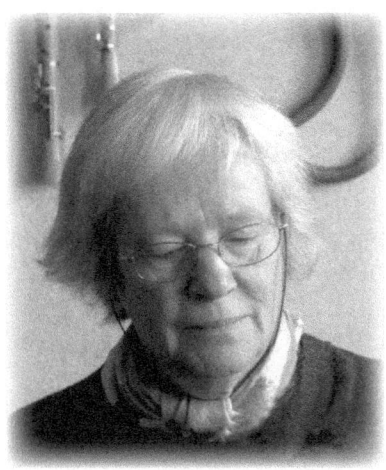

Hilke Osika, *geb. 1937, aufgewachsen südlich von München, ab 6. Klasse Waldorfschule München, einige Semester in Psychologie, Philosophie, Theologie und Heilpädagogik hineingeschnuppert. (Uni München, Stuttgart, Eckwälden). Dann zusammen mit ihrem späteren Mann in Wien das Medizinstudium begonnen, abgebrochen durch schwerst entwicklungsgestörtes Kind. Weitere zwei gesunde und zwei ebenso behinderte Kinder wie das erste. 1967 Umzug nach Schweden. Ab 1985 Arbeit mit Patientenplanung und Musiktherapie an der Vidarklinik. 2005 Ausbildung in FC, facilitated communication. Seither sowohl Musiktherapie in eigener Regie als auch FC-Gesprächspartner für etliche nichtsprechende Menschen und Unterricht in FC.*
Kontakt: hilke.osika@brevet.nu

Auch heute noch gibt es Länder, in denen Eltern ihr blind geborenes Kind verstecken. Würde jemand aus unserer Zivilisation solche Eltern treffen und ihnen erzählen, daß ihr Kind sehr wohl lesen lernen könnte – was würden diese Eltern wohl davon halten? Völlig blind sein und lesen lernen! Wer so etwas behauptet, der ist doch verrückt! Oder macht er sich einen Spaß mit diesen beklagenswerten Eltern?

Wir hingegen haben uns ganz einfach an den Gedanken gewöhnt, daß ein Blinder mit seinen sensiblen Fingerspitzen Bücher in Brailleschrift – wo jeder Buchstabe einer gewissen Anordnung von erhöhten Punkten auf dem Papier entspricht – lesen kann. Helen Keller, die sowohl blind als auch taub war, konnte in mehreren Sprachen lesen und sogar sprechen. Sie besaß eine Schreibmaschine mit Brailleschrift, so daß sie selber lesen konnte, was sie geschrieben hatte, und eine Schreibmaschine mit normalen Buchstaben für alle anderen.

Auch in unserer Zivilisation glaubte man lange, daß eine andere Art von Kindern Idioten seien: die tauben Kinder. Die antworteten auf keine Frage, ja, sprachen überhaupt nicht und schienen auch nichts zu verstehen. Heute sind wir uns bewußt, daß sich hinter diesem Gebaren eine sehr intelligente Persönlichkeit verbergen kann. Bekommt das Kind die Möglichkeit, die Gebärdensprache zu erlernen, kann es mit anderen kommunizieren, alles über die Welt lernen und seinen Bedürfnissen, seinen Wünschen, Gedanken, Gefühlen Ausdruck verleihen und vielleicht sogar lernen, den Sprechenden von den Lippen zu lesen. Helen Keller konnte ihre Finger auf die Lippen des Sprechenden legen und auf diese Weise „hören", was dieser sagte. Sie konnte die Lippen ja nicht sehen. Klingt dies völlig unglaubhaft? Und doch war es so.

Nun haben wir von zwei Sinnen gesprochen, die bei einem Menschen ausfallen können – der Sehsinn und der Hörsinn. Und wir haben gesehen, daß man Wege finden konnte, diesen Menschen zu helfen, trotz eines so schweren Gebrechens, mit ihrer Persönlichkeit zum Vorschein zu kommen.

Aber wir Menschen haben noch weit mehr Sinne, und auch andere Sinne können ausfallen. Ein solcher Sinn ist der Bewegungssinn, den die heutige Wissenschaft Kinästhesie nennt. Dieser Sinn ist für unser Bewußtsein nicht so greifbar wie Sehen und Hören. Man kann aber relativ leicht von diesem Sinn eine Auffassung bekommen, wenn man folgenden Versuch macht:

Lege deine Hand auf den Rücken und mache eine Faust. Strecke nun den Zeigefinger aus, dann den Daumen, öffne die Hand und mache wieder eine Faust. Du siehst ja nicht, was du tust, aber du fühlst deine Bewegungen und kannst sie kontrollieren.

Stelle dir jetzt vor, du könntest nicht „von innen" *fühlen,* wo du deine Hand hast und wie sich deine Finger bewegen. Stelle dir vor, der Eigenbewegungssinn würde keinerlei Wahrnehmung von deiner Hand an dein Gehirn vermitteln. Da hättest du keine Kontrolle über deine Bewegungen: Du könntest sie gar nicht ausführen. Ja, du könntest solche Bewegungen nicht einmal ausführen, wenn du deine Hand sehen würdest! Du hättest ohne die Vermittlung durch den Bewegungssinn keine Kontrolle über deine eigenen Bewegungen und könntest sie nicht steuern.

In genau dieser Lage sind etliche der Kinder und Erwachsenen, die an Autismus leiden. Vor allem diejenigen, die nicht sprechen. Wenn man die Bewegungen seiner Hände nicht richtig spürt, kann man mit ihnen andere Menschen anstoßen, um etwas zu bekommen. Vielleicht kann man Dinge in die Hand nehmen und wieder loslassen. Vielleicht kann man mit großer Mühe auch kompliziertere Bewegungen mit den Händen erüben.

Schwieriger kann es schon sein, die Bewegungen des Mundes zu beherrschen. Kann man nicht von innen spüren, wo man seine Lippen, seine Zunge und seinen Unterkiefer hat und wie sie sich bewegen, dann kann man nur mit größter Mühe, oder überhaupt nicht, lernen zu sprechen. Einige Menschen in dieser Situation können kaum lernen zu kauen.

Am Schlimmsten ist wohl, wenn man die Bewegungen der Gesichtsmuskeln nicht spürt, wenn man seine Mimik nicht beherrscht. Dann kann man ja nicht zeigen, daß man versteht, was der andere sagt! Man kann nicht einmal ausdrücken, daß man daran interessiert ist! Und dann glauben alle im Umkreis, daß es sich nicht lohnt, einem etwas zu erzählen. „Dieser Autist versteht ja doch nichts". Und es wird vielleicht angenommen, daß der IQ unter 30 liegt.

Und doch kann ein vollständig intelligenter und kompetenter Mensch in einem solchen funktionsgehinderten Körper eingekerkert sein. Man sträubt sich, dies zu denken: Es wirkt unvorstellbar und entsetzlich. Man kann den Gedanken, daß so etwas möglich sein soll, kaum ertragen.

So manche Mutter hat die Intuition gehabt, ihre Hände um die Hände ihres autistischen Kindes zu legen und so mit den Händen des Kindes Dinge zu tun: etwas vom Boden aufheben, mit dem Löffel oder mit der Gabel essen, zeichnen, die Strümpfe anziehen usw. Das ist dann für das Kind eine Hilfe gewesen. Durch die Berührung der Hände der Mutter um die eigenen Hände herum konnte das Kind die eigenen Hände besser *spüren*, wenn auch von außen, durch den Tastsinn. Die Berührung durch einen anderen Menschen hilft auch, eine eventuelle Antriebsstörung zu überwinden.

Etliche Menschen mit Autismus können nicht auf etwas zeigen, nicht einmal mit der ganzen Hand. Sie stehen vor all den Kuchen und Torten im Café und können auf die Frage: „Was willst du haben? Zeige es mir!" nicht auf das heißersehnte Tortenstück zeigen, sondern schauen einen nur erwartungsvoll an oder schubsen unseren Arm in irgendeine Richtung. Legt man aber seine Hand an die Hand dieser Person und fragt noch einmal, kann es sein, daß sie nun doch auf die Torte zeigen kann.

So funktioniert FC (facilitated communication). Es handelt sich darum, daß die Person mit Autismus (wir nennen sie ab jetzt A) die notwendige Hilfe erhält, um ihre Hand *spüren* und dadurch auf etwas *zeigen* zu können – und nicht nur so ungefähr in irgendeine Richtung, sondern exakt auf den Punkt, den sie beabsichtigt.

Die Person, die A dabei hilft, die A stützt, umgreift mit ihrer rechten Hand As rechte Hand, von unten her mit einem gewissen Druck nach oben, und formt diese so, daß der Zeigefinger nach vorne zeigt. Mit seiner linken Hand berührt der Stützer mit seinem Zeigefinger und Daumen As Ellenbogengelenk, genauer gesagt: die beiden hervorstehenden Gelenkknochen. Dies als eine taktile Stimulation. A soll dieses Gelenk *spüren*, wenn auch von außen durch eine andere Person. Das Ellenbogengelenk ist ja das einzige Gelenk, das beim Zeigen bewegt werden muß. (Ist A Linkshänder, paßt sich der Stützer entsprechend an).

Wie man nun eine Zusammenarbeit zwischen dem Stützer und A aufbaut, ist genau erforscht und entwickelt. Auch die emotionale Stütze ist wichtig, wie auch, daß man A am Anfang erklärt, worauf das Ganze hinausläuft. Dann geht der Weg vom Zeigen auf Photographien mit der Frage etwa: "Wer hier ist eigentlich NN?" über das Zeigen auf Bilder mit verschiedenen, schon aufgeschriebenen, alternativen Antworten (z.B. „ja" oder „nein") bis zum Zeigen auf Buchstaben, Buchstaben auf einer Buchstabentafel oder später auf dem Computer.

Oft, und zu aller Verblüffung, kann A bereits die Buchstaben und auch die Rechtschreibung schon einigermaßen. Das kann man folgendermaßen erklären: Menschen mit Autismus haben meistens eine ausgesprochen visuelle Begabung. Sie haben es wesentlich schwerer, aus dem Wortschwall durch Zuhören einzelne Wörter und deren Bedeutung aufzufassen. Anstelle der unzähligen Nuancen der gesprochenen Sprache besteht die Schriftsprache immer nur aus 29 verschiedenen Buchstaben in verschiedenen Kombinationen. Und diese aufgeschriebenen Wörter bleiben da; man kann wieder auf sie zurückkommen, um sie besser zu verstehen, ganz im Gegensatz zu den ausgesprochenen Wörtern. Auf allen Verpackungen, Reklamen, überall sieht schon das Kind Wörter der Schriftsprache.

FC will weder die Zeichensprache, Bliss, Bilder oder andere Kommunikationshilfen, die funktionieren, ersetzen. Obzwar es einer der Vorteile von FC ist, daß man dabei seine gewöhnliche Sprache und seine gewöhnliche Schrift verwenden kann.

Aber es ist nicht ganz leicht, FC zu erlernen. Auf der einen Seite muß man lernen, eine Manipulation zu vermeiden – nämlich daß man nicht As Finger zu dem Buchstaben führt, an den man selber gerade denkt –, und auf der anderen Seite muß man lernen, mit viel Feingefühl den Intentionen As folgen zu können. Es braucht Ausbildung und gründliches Üben, zusammen mit einem erfahrenen Stützer, bevor man mit einem Menschen mit Autismus arbeiten darf. Und auch dann braucht man über lange Zeit sowohl Fortbildung als auch Supervision. Darüber hinaus sollte man eine Ausbildung erhalten, wie man die Stütze langsam abbaut. (Einige schwer autistische Personen können heute schon ohne jegliche Stütze durch eine andere Person ganz selbständig schreiben, aber dazu benötigt es Jahre bewußten Übens).

FC funktioniert meist nicht, wenn jemand ohne Ausbildung versucht, mit A zu schreiben, nicht einmal wenn A schon auf dem Computer zu schreiben gewohnt ist, u.a. weil A und viele andere FC-Nutzer sehr leicht zu verunsichern sind.

Zur Ausbildung gehört u.a., wie das Material angeordnet wird, auf das gezeigt werden soll, in welche Ausgangsposition die zeigende oder schreibende Hand nach jedem Zeigen oder Tippen eines Buchstabens gebracht werden soll, wie der Widerstand sein muß, damit A seine Zeigbewegungen gezielter ausführen kann. Diesen Widerstand dem z.T. wechselnden Muskeltonus und den Bedürfnissen von A anzupassen, ohne ihn im rechten Moment zu bremsen, kann sehr anspruchsvoll sein.

Mit kleinen Kindern, die Mühe mit Lautäußerungen haben, übt man zunächst das Zeigen als solches, auf Eßwaren, in Bilderbüchern etc. Man führt sie dann an die Schriftsprache heran, indem man ihnen Auswahlmöglichkeiten aufschreibt und sie das Gewünschte mit Hilfe einer Buchstabentafel zeigen läßt. Wenn damit rechtzeitig begonnen wird, können einige dieser nichtsprechenden Kinder mit einer Stützperson, die auch über anderweitige heilpädagogische Fähigkeiten verfügen muß, in die normale Grundschule integriert werden.

Ist A aber schon erwachsen, wenn man mit FC beginnt, handelt es sich nun ausschließlich um Kommunikation. Man fragt A nichts, was man schon vorher weiß. So etwas würde man ja auch keinen anderen kompetenten Menschen in seiner Umgebung fragen. Man fragt A mit Liebe und Interesse Dinge, die man wirklich gerne wissen möchte, oder über etwas, was man glaubt, daß es A interessieren könnte und wofür man sich selbst auch engagieren will. Und auch man selbst teilt sich A mit, genauso wie in jeder anderen freundschaftlichen Kommunikation. Also kein Ausfragen.

Ein gewöhnlicher Anfang eines FC-Gesprächs ist die Frage, was A selbst erzählen oder fragen will.

Die gewöhnlichen Kommunikationssysteme haben im allgemeinen fertige Bilder, Zeichen und ähnliches zur Auswahl, und man kann nichts Eigenes darüber hinaus ausdrücken. Da ist es ein weiterer Vorteil mit FC, daß A nun Dinge erzählen kann, an die noch niemand vorher gedacht hat. Dies ist natürlich nur möglich, wenn A die Schriftsprache beherrscht.

Viele FC-Nutzer zeigten früher keinerlei Interesse, Lesen und Schreiben zu lernen, und so schrieb man ihr Desinteresse den mangelnden kognitiven Fähigkeiten zu. Doch nun, da sie einen persönlichen Inhalt weitergeben wollen, lernen sie sehr rasch, unterstützt durch unser unmittelbares Aussprechen jedes gezeigten oder getippten Buchstabens, diese in der richtigen Reihenfolge so anzuordnen, daß das gedachte Wort uns zum Verständnis gebracht werden kann. Dabei spielt das eigenständige Löschen falsch gewählter Buchstaben anfänglich eine große Rolle. Jetzt ist die Schriftsprache ein außerordentlich gutes und geschmeidiges Ausdrucksmittel, um die eigenen Gedanken, Wünsche, Gefühle und Gesichtspunkte mitzuteilen.

Arbeitet man am Computer, kann man abwechselnd schreiben, so daß richtige Gespräche daraus werden. Während A schreibt, spricht man jeden Buchstaben und jedes Wort deutlich aus. So macht man es, wenigstens am Anfang, auch, wenn man selbst als Stützer seinen Teil des Gesprächs schreibt. Dann liest man laut seinen bzw. As Gesprächsabschnitt vor, bevor weitergeschrieben wird. Dies erleichtert A das Verstehen und eventuell auch, daß A selber mit dem Sprechen in Gang kommt. Man sieht die Wörter und hört sie gleichzeitig sehr deutlich ausgesprochen.

Manche Menschen mit Autismus, die nicht sprechen können, haben eine andere Art zu denken als wir. Auch dafür benötigt man Ausbildung und Supervision, wenn man mit FC arbeiten will.

Autismus kann sich sehr unterschiedlich ausnehmen. Etliche Menschen mit „highfunctioning autism" haben beschrieben, wie ihre Sinne sie im Stich lassen. Einzelne Sinne funktionieren nicht normal, besonders die Eigenwahrnehmung des Körpers und seiner Funktionen (Donna Williams: *„Somebody somewhere"*, Dietmar Zöller, Temple Grandin, Susanne Schäfer und andere).

Etwas haben die allermeisten Menschen mit Autismus und Asperger-Syndrom gemeinsam: eine gewisse Ungeschicklichkeit, eine Schwierigkeit, die Bewegungen geschmeidig zu koordinieren. Ist also der Bewegungssinn bei den meisten Menschen mit diesen Diagnosen gestört, nur nicht so schwer, wie bei etlichen von denen, die nicht sprechen können?

Vor kurzem schrieb ein junger, nichtsprechender, sehr autistischer schwedischer Mann nach fünf Monaten mit FC: „So etwas ist klaustrophobisch, sich nicht ausdrücken zu können und nicht seine Gedanken und seine Gefühle ausdrücken zu können, nicht klar persönlich seine Mitteilungen, seine Bedürfnisse und seine Wünsche ausdrücken zu können." Und er schrieb auch, wie wichtig FC nun für ihn sei.

FC wird nun schon seit 20 Jahren in etlichen Ländern und von Hunderten behinderter Menschen angewendet! Wenn man daran denkt, daß man im vorigen Jahrhundert in gewissen Ländern den tauben Kindern, während mehrerer Jahrzehnte, verweigert hat, die Gebärdensprache zu erlernen, weil man sie zwingen wollte, ausschließlich von den Lippen der Sprechenden lesen zu lernen, dann kann man sich fragen, wie lange autistische Menschen ohne Sprache warten müssen, bis wir anderen sie an unserem Leben auf eine mehr gleichberechtigte Weise teilnehmen lassen wollen.

Die Mittel, mit denen wir mit Blinden oder Tauben kommunizieren können, sind heute eine Selbstverständlichkeit. In ganz ähnlicher Weise stellen die Erfahrungen mit FC nun eine Herausforderung und Verantwortung dar, sie im Umgang mit autistischen Menschen – die nur über eine begrenzte oder gar keine Möglichkeit zu sprechen verfügen – einzusetzen. ⤴

Wie kann man Kindern mit Autismus helfen?

von Hilke und Erik Osika

Erik Osika, geb. 1970, seit seinem 8. Lebensjahr in guten heilpädagogischen Heimen. Durfte nicht auf die normale Schule gehen, worunter er sehr gelitten hat. Erik sieht schlecht und geht behindert. Kann selber essen und Sachen wegwerfen. Hat Zwänge und knirscht öfters laut und gegen seinen eigenen Willen mit seinen Zähnen, d.h. er berichtet mit Hilfe von FC, daß er seinen Körper nicht spürt und ihn deshalb nicht steuern kann. Wunderbarer Gesprächspartner und Ratgeber (mit FC). Mit Mitarbeitern in seinem Wohnheim hat er vor allem humoristische Gespräche.

Erstes Gespräch:

Hilke: Es gibt eine junge Frau, die in ihrer Ausbildung zur Heilpädagogin als Abschlußarbeit darüber schreibt, wie man Kindern mit Autismus helfen könnte. Sie hat mich darüber befragt, aber ich kann nur etwas über FC und auch über Kinder mit Asperger-Syndrom erzählen. Du hast geschrieben, daß Du gerne erzählen würdest, wie man Kindern mit Autismus helfen kann, und Du bist ja ein Experte auf diesem Gebiet! Wie kann man Kindern mit Autismus helfen?

Erik: Man kann viel tun, indem man ihnen Liebe gibt.

Hilke: Wie kann man ihnen seine Liebe zeigen?

Erik: Man kann sie umarmen.

Hilke: Soll man sie auch umarmen, wenn sie sich dagegen wehren?

Erik: Dann soll man sie nicht umarmen, sondern sie statt dessen küssen.

Hilke: Wenn es sich um Kinder mit Asperger-Syndrom handelt, so soll man sie immer so behandeln, als seien sie viel älter und vernünftiger, als es ihrem wirklichen Alter entspricht. Wie ist das bei Kindern mit Autismus?

Erik: Die wollen auch mit Würde behandelt werden und als seien sie viel älter und vernünftiger, als sie zu sein scheinen.

Hilke: Verstehen sie denn, was man zu ihnen sagt?

Erik: Das ist verschieden und kommt darauf an, was man sagt und ob man sich ein Bild von dem macht, worüber man spricht.

Hilke: Du hast einmal geschrieben, daß es hilfreich wäre, wenn man an das, was man sagt, gleichzeitig denkt, während man es ausspricht. Sollte man also das, was man sagt, visualisieren, sich vorstellen?

Erik: Ja, das hilft.

Hilke: Jemand hat mir kürzlich erzählt, daß es autistischen Kindern geholfen hat, sich anzuziehen, wenn sie dabei gedacht hat, wie sie sich das nächste Kleidungsstück anzieht. Ist das richtig so?

Erik: Das ist richtig.

Hilke: Dann habe ich selbst erlebt, daß Kinder lernen können, mit ihren Händen Dinge zu machen, indem ich meine Hände über ihre Hände lege und ihre Händen führe.

Erik: Das ist die beste Methode.

Hilke: Ich habe den Eindruck bekommen, daß diese Kinder nicht so sehr an praktischen Dingen interessiert sind wie Geld oder was etwas kostet. Woran sind sie interessiert?

Erik: Sie sind daran interessiert, wofür sich die Menschen in ihrer Umgebung interessieren.

Hilke: Was könnte das sein zum Beispiel?

Erik: Das kann Religion sein oder Musik oder Wissenschaft oder Gott oder Bücher über Kunstgeschichte oder außerordentlich interessante Hobbys, wie Blumen zu züchten oder Tiere zu füttern, die den Winter nicht überleben können.

Hilke: Wie kann man denn den Kindern seine Interessen und Hobbys vermitteln?

Erik: Man kann die Kinder mitnehmen und von den eigenen Interessen erzählen. Aber wenn die Kinder kein Interesse zeigen, ist es ihnen trotzdem wichtig! Das bedeutet nicht, daß sie uninteressiert sind.

Hilke: Wie ist es mit Musik und Kunstmuseen?

Erik: Sie sind immer an etwas Kunst interessiert.

Hilke: Eltern haben erlebt, daß ihr autistisches Kind die Gemälde nicht anzuschauen scheint, z.B. im Nationalmuseum.

Erik: Die sehen alles auf den ersten Blick, und dann können sie sich in die Aura des Kunstwerks einleben.

Hilke: Mit Konzerten kann das schwieriger sein, weil diese Kinder so laut werden können, daß sie die anderen stören, und das können dann die Eltern nicht aushalten.

Erik: Da können die Eltern in Kirchenkonzerte gehen und sich in die letzte Reihe setzen. Dann können sie hinausgehen, wenn das Kind stört.

Hilke: Ja, so haben wir es zuweilen gemacht. Einem Kind hat es geholfen, daß ich ihm die Füße massierte, als es allzu enthusiastisch wurde und fast zu schreien angefangen hätte.

Erik: Es ist gut für alle, Massagen oder Chirophonetik zu bekommen.

Hilke: Sollte die Massage an den Beinen oder auf dem Rücken oder sonstwo am Körper sein?

Erik: An den Beinen und Füßen.

Hilke: Ich habe gehört, daß man die Beine mit einem dicken und nicht zu weichen Handtuch frottiert habe.

Erik: Das ist sicher gut.

Hilke: Gibt es etwas Spezielles, was die Kinder zu essen bekommen sollten, oder etwas, was sie nicht essen sollten?

Erik: Dazu kann ich nichts sagen.

Hilke: Es gibt autistische Kinder, die sich selber beißen, kratzen oder schlagen. Sie können ihrem eigenen Körper wirklich Schaden zufügen.

Erik: Sie können sich nicht auf andere Weise ausdrücken und sind verzweifelt.

Hilke: Was soll man da machen?

Erik: Man kann ihnen mit FC helfen. Das ist das Allerbeste, was es gibt für sie.

Hilke: Ja, das ist es wohl. Ansonsten habe ich das Gefühl, daß man dieses sich selbst verletzende Verhalten verstärkt, wenn man versucht, die Kinder daran zu hindern, und selber aufgeregt und verzweifelt wird.

Erik: Das ist so, wie Du glaubst, denn da können sie verstehen, daß man sich um ihr Verhalten kümmert.

Hilke: Und das will man ja auch, aber nicht, daß sie sich dadurch selber Schaden zufügen. Abgesehen von FC – was sollte man in einem solchen Fall machen?

Erik: Die können nicht fühlen, daß es wehtut, und darum machen sie es. Sie benötigen eine Reaktion, aber so, daß es ihnen nicht schadet.

Hilke: Wenn sie sich selber verletzen oder furchtbare Ausbrüche bekommen, dann bekommen wir sehr starke Gefühle von Verzweiflung, Angst oder Wut. Wenn sie dagegen etwas Positives und Gutes machen, dann bekommen wir positive, aber bei weitem nicht so starke Gefühle.

Erik: Dann wiederholen sie diese schrecklichen Verhaltensweisen statt den guten Verhaltensweisen.

Hilke: Können wir auf irgendeine Weise unsere positiven Reaktionen verstärken, so daß sie ebenso attraktiv werden wie unsere verzweifelten?

Erik: Du selber kannst ja Deine Reaktionen so gut steuern, daß Du kaum auf ein unglückliches Verhalten reagierst, aber stark auf ein gutes Betragen.

Hilke: Und das ist gut?

Erik: Natürlich!

Hilke: Ich versuche jedenfalls, nie Theater zu spielen, sondern mit echten Gefühlen zu reagieren, die ich vielleicht aufblühen lasse.

Erik: Das macht, daß wir Deine Reaktion als begehrenswert erleben können.

Hilke: Wie ich mich darüber freue! Was gibt es noch mehr zu bedenken, wenn man Kinder mit schwerem Autismus zu betreuen hat?

Erik: Wir können nicht verstehen, warum ihr so viel wissen könnt, aber nicht wißt, was wir denken.

Hilke: Manchmal hatte ich den Eindruck, daß ihr glaubt, daß auch wir die Gedanken anderer lesen können, daß ihr an etwas denkt, was ihr haben wollt oder was ihr machen wollt, aber daß wir so gemein zu euch sind, daß wir prompt etwas anderes machen, was ihr nicht gewünscht oder an das ihr nicht gedacht hattet. – Die Gedanken anderer wahrnehmen zu können müssen wir erst in Zukunft lernen, aber vorher noch müssen wir uns die liebevolle Selbstlosigkeit erwerben, womit ihr auch weiter gekommen seid als wir, und daß man diese Kunst nicht egoistisch ausnützt, sondern nur, um helfen zu können.

Erik: Das ist wirklich wichtig.

Hilke: Dann möchte ich Dich gerne noch etwas anderes fragen. Du bist ja jede Woche zur Vidarklinik zur Musiktherapie gekommen, und damals konnten wir noch nicht miteinender kommunizieren. Jedesmal gingen wir ins Café, und ich wollte Dir beibringen, ein Stück Kuchen oder Torte auszusuchen und mir zu zeigen, welches Stück Du haben willst. Aber Du hast nur schnell hingeschaut und mich dann erwartungsvoll angesehen.

Erik: Damals wußte ich nicht, daß Du nicht meine Gedanken lesen kannst. Und da glaubte ich, Du würdest mir den Kuchen geben, an den ich dachte. Aber Du hast mir einen anderen gegeben. Da war ich enttäuscht.

Hilke: Und ich wußte nicht, daß Du ja nicht zeigen kannst, wenn ich nicht Deine Hand oder Deinen Arm drücke. Kannst Du nun mit meiner Stütze auf den Kuchen oder die Torte zeigen, die Du Dir wünschst?

Erik: Du weißt, daß ich das kann.

Hilke: Hast Du weiterhin irgendeinen guten Rat oder Tip für uns gewöhnliche Leute?

Erik: Daß ihr zu einem guten Menschen geht und von ihr oder ihm lernt.

Hilke: Wenn ich zu jemandem mit Autismus gesagt habe, daß ich leider seine Gedanken nicht lesen kann, dann haben sie mich ganz verständnislos und weiterhin erwartungsvoll angeschaut. Sie scheinen mir nicht geglaubt zu haben.

Erik: Hilke kann manchmal Gedanken lesen, aber sie weiß es dann nicht. Das wird deutlicher, wenn wir schreiben.

Hilke: Dann bin ich vielleicht auf dem richtigen Weg?

Erik: Ja, aber die anderen müssen es erst lernen, indem sie aufhören, selber zu denken, während sie uns stützen.

Hilke: Selber nicht zu denken, während man euch beim Schreiben mit FC stützt, ist ja vor allem wichtig, damit ihr wirklich ausdrücken könnt, was ihr sagen wollt, ohne daß wir euch mit unseren Gedanken stören oder beeinflussen.

Erik: Das ist nicht leicht, aber Du schaffst es gut.

Hilke: Das ist sehr wichtig für mich und auch wirklich nicht so einfach. – Sollten Kinder mit schwerem Autismus in gewöhnliche Schulen gehen, einfach mit dabeisitzen? Oder sollten sie in Spezialschulen gehen und dort gewisse Dinge lernen?

Erik: Ich kenne keine Spezialschulen.

Hilke: Das ist ja wahr. Auf dem Kontinent gehen etliche Kinder mit Autismus, die nicht sprechen können, in gewöhnliche Schulen und haben eine FC-Stützperson mit dabei. Da können sie dann am Unterricht teilnehmen, müssen aber alle Antworten und Aufsätze mit FC schreiben.

Erik: Das hätte ich auch gerne gewollt, aber ihr habt ja alle geglaubt, daß ich überhaupt nichts verstehe.

Hilke: Leider entspricht dies völlig der Wahrheit. Es ist ja erst fünf Jahre her, daß ich FC gelernt habe, und wenn die Propriozeption, die Wahrnehmung der eigenen Körperbewegung im Raum, die Kinästhesie, der Eigenbewegungssinn, nicht funktionieren, kann man die Bewegungen seiner Muskeln nicht spüren, und dann kann man sie auch nicht steuern. Dann kann man weder sprechen noch seine Mimik oder Gesten anwenden, um sich auszudrücken. Aber als Du noch ein Kind warst, da war FC noch nicht entwickelt. Wir wollen hoffen, daß die Kinder mit Autismus in Zukunft das Glück haben werden, auf diese Art kommunizieren zu können.

Erik: Das wollen wir wirklich hoffen.

Zweites Gespräch

Hilke: Erik, jetzt können wir unser Gespräch fortsetzen.

Heute morgen nach dem Frühstück hast Du etwas gemacht, was dazu beitragen könnte, den Autismus besser zu verstehen.

Du hast viele Salzstangen in den Abfalleimer geworfen. Dahinein hattest Du vorher schon die nasse Geschirrbürste geworfen, und dadurch wurden die Salzstangen feucht und ungenießbar. Ich sagte Dir, daß man ja die Salzstangen hätte später essen können, wenn man wieder hungrig ist, und Du hast geantwortet, daß Du daran nicht gedacht hast. Ist es für Kinder mit Autismus schwierig, für die Zukunft zu planen? Wie denken sie über die Zeit?

Erik: Sie können nicht an die Zukunft denken.

Hilke: An welche Zeit denken sie?

Erik: Sie denken nur an die Zeit, die gerade ist.

Hilke: Können sie nicht an die Zukunft denken, oder wollen sie nicht an die Zukunft denken, oder fürchten sie sich vor der Zukunft?

Erik: Sie können nicht an die Zukunft denken.

Hilke: Gibt es irgendeine Art und Weise, ihnen beizubringen, an die Zukunft zu denken und planen zu können?

Erik: Ich weiß keine.

Hilke: Es gibt eine sogenannte TEACCH-Methode dafür. Man bringt z.B. eine Wandtafel in der Diele an, wo alle oft vorbeigehen, auf der in Bildern alles zu sehen ist, was an dem Tag geschehen soll und in welcher Reihenfolge. Dadurch könnten sich die Kinder über die Zukunft des Tages orientieren. Das hast Du ja noch nicht ausprobiert, aber was meinst Du dazu?

Erik: Das hört sich gut an. Das würde ich selber ausprobieren wollen.

Hilke: Glaubst Du, daß auch Deine Kameraden in Deinem Wohnheim an so etwas interessiert sein könnten?

Erik: Das sind sie sicher.

Hilke: Wie ist es mit dem, was schon gewesen ist? Wie erinnern sich Kinder mit Autismus?

Erik: Die erinnern sich an alles, was sie erlebt haben. Sie denken dauernd daran.

Hilke: Denken sie mehr daran, was sie erlebt haben, als an das, was gerade geschieht, im selben Augenblick?

Erik: Das ist eine zu schwere Frage.

Hilke: Sind es meist hauptsächlich erfreuliche Erinnerungen oder beängstigende Erinnerungen, und können sie selber wählen, an was sie sich erinnern wollen?

Erik: Sie können nicht wählen, woran sie sich erinnern wollen, sondern die Worte, die sie hören, lösen die Erinnerungen aus.

Hilke: Ein Erwachsener mit Autismus hat es so beschrieben, daß er wie in einem Film alle Begebenheiten vor sich sieht, die mit dieser Erinnerung zusammenhängen, und daß man nicht nur ein Detail hervorholen kann. Gilt das auch für andere mit Autismus?

Erik: Das gilt für alle mit Autismus.

Hilke: Da sind es also wir anderen, die verursachen, ob es erfreuliche oder schmerzliche Erinnerungen werden, je nachdem, was wir zu dem Kind mit Autismus sagen?

Erik: Ich habe am liebsten erfreuliche Worte mit erfreulichen Erinnerungen gehört.

Hilke: Möchtest Du einige Beispiele nennen?

Erik: Vielleicht Worte, die mich an den Geburtstag erinnert haben.

Hilke: Für uns andere kann es schwer sein, ganz sicher zu wissen, welche Erinnerungen für die Kinder erfreulich gewesen sein könnten, da sie ja ihre Mimik, ihren Gesichtsausdruck nicht steuern können, und da sieht man ihnen nicht immer an, ob sie durch ein Erlebnis froh, ängstlich oder enttäuscht worden sind. Verstehst Du das?

Erik: Das kann ich verstehen.

Hilke: Hast Du irgendeinen Rat, wie wir es anstellen oder sagen könnten, so daß das Kind gute Erinnerungen bekommt?

Erik: Man muß es nur so lange versuchen, bis es geht. Man kann sehen, ob das Kind mit einem sprechen will, indem es einem in die Augen schaut. Dann will das Kind einem sagen, daß es davon mehr hören will.

Hilke: Das habe ich nicht gewußt. Wenn das Kind nun froh wird darüber, daß man von dem erfreulichen Geburtstag spricht, kann man dann mehrere Male darüber sprechen? Wir gewöhnlichen Leute würden uns bald langweilen, wenn wir dasselbe immer wieder anhören müßten. Wie ist das für Kinder mit Autismus?

Erik: Die können dieselbe Sache viele Male anhören, ohne gelangweilt zu werden. Im Gegenteil ist es jedesmal wieder ebenso erfreulich.

Hilke: Es ist ja so, daß wir überhaupt nicht mit Kindern sprechen können, die nie antworten und auch sonst nicht zeigen, daß sie irgend etwas von dem verstehen, was wir sagen.

Erik: Das ist schade, denn sie wollen gerne alles wissen, was sie von euch zu wissen bekommen können. Du hast uns ja über schöne vernünftige Dinge erzählt, von denen wir viel gelernt haben.

Hilke: Wie schön zu hören, daran erinnere ich mich nicht. Ich hatte z.B. nie von meiner eigenen Kindheit erzählt, bevor wir mit FC schreiben konnten und Du gezeigt hast, daß Du daran interessiert bist. Sollte man diesen Kinder Märchen vorlesen?

Erik: Das ist gut mit Märchen und mit allem anderen, was für Kinder paßt.

Hilke: Kann man die ganze Zeit erzählen, oder werden sie vom Zuhören bald müde?

Erik: Die werden überhaupt nicht müde.

Hilke: Aber wenn sie nur herumspringen und weglaufen und nicht das geringste Interesse zeigen?

Erik: Das macht nichts, die hören trotzdem zu.

Hilke: Ein anderes merkwürdiges Gebiet ist, was sie mit ihren Händen machen. Wir machen vielerlei mit unseren Händen, was wir im Leben für nützlich, sinnvoll und notwendig halten. So etwas können Kinder mit Autismus nur schwer lernen. Statt dessen machen sie mit ihren Händen etwas, was uns oft stört und irritiert.

Erik: Sie spüren ihre Hände nicht, sondern die Hände machen Sachen, die sie nicht steuern können. Das wollen sie nicht selber, sondern sie schauen zu und finden, daß das interessant ist.

Hilke: Aber was kann das sein, was da in Wirklichkeit die Hände steuert?

Erik: Das sind ihre unterbewußten Triebe und Begierden.

Hilke: Darauf wäre ich niemals selber gekommen. Dann verstehe ich auch, warum es so verheerend ist, sie nur auszuschimpfen, wenn sie etwas Verrücktes machen, daß das die entgegengesetzte Wirkung haben kann! Und das muß ja schrecklich sein, für etwas Vorwürfe zu bekommen, was man selber nicht bewußt bestimmen kann.

Erik: Das ist wirklich schrecklich! Das könnt ihr euch nicht vorstellen, wie schrecklich das ist.

Hilke: Ja, die Kinder können es uns ja nicht erklären, und wir können nicht ahnen, daß es so ist. Viele Kinder mit Autismus haben es schwer, uns in die Augen zu schauen. Weißt Du, warum?

Erik: Das beruht darauf, daß sie den Blick nicht aushalten können, weil der zu stark ist.

Hilke: Kannst Du das näher erklären?

Erik: Sie fühlen sich ausgesetzt. Das ist seit langem meine neue, äußerst wenig bekannte Hilfe, denn ich sehe so schlecht, daß ich Blicke aushalten kann.

Hilke: Wie wirken denn unsere Blicke auf diese Kinder?

Erik: Das quält sie, weil sie nicht wissen, was der Blick bedeutet.

Hilke: Jemand hat davon geschrieben, daß es zu viele Sinneseindrücke sind, wenn wir versuchen, einem solchen Kind in die Augen zu schauen, und gleichzeitig sprechen und uns bewegen. Kann das auch stimmen?

Erik: Bei gewissen Kindern ist das auch möglich.

Hilke: Diejenigen, die mit der Son-rise-Methode mit Autisten arbeiten, meinen, daß man das Kind an den Augenkontakt gewöhnen sollte, z.b. indem man ein Bilderbuch so vor sich hinhält, daß das Kind die Bilder direkt unter den Augen des Erwachsenen sieht, der das Märchen erzählt, und der versucht, den Blick einzufangen. Was sagst Du dazu?

Erik: Das scheint gut zu sein, denn da kann das Kind verstehen, was der Erwachsene will.

Hilke: Wissen sonst die Kinder nicht, was wir Erwachsenen von ihnen wollen?

Erik: Sonst verstehen die Kinder nie, was ihr Erwachsenen von ihnen wollt.

Hilke: Auch wenn wir sagen, was wir von ihnen wollen?

Erik: Nein, sie verstehen Befehle nicht, weil sie doch nicht ausführen können, was man von ihnen erwartet.

Hilke: Wie könnte man dies verbessern? Hast Du einen Vorschlag?

Erik: Man könnte sie um etwas bitten, was sie tun sollen, und ihnen dann helfen, es auszuführen und es dann jeden Tag zu wiederholen.

Hilke: Das klingt vernünftig und für mich unerwartet.

Drittes Gespräch

Hilke: Lieber Erik, jetzt würde ich Dich gerne über Musik fragen. Was glaubst Du, für welche Art von Musik interessieren sich autistische Kinder?

Erik: Klassische Musik, vor allem Mozart.

Hilke: Warum?

Erik: Das ist eine christliche Musik.

Hilke: Spielt es dabei eine Rolle, ob es richtige Musik oder Musik im Radio oder auf einer Platte ist?

Erik: Chinesische Musik ist auch gut.

Hilke: Typisch chinesische Musik ist zumeist pentatonisch. fünf Töne per Oktave ohne Halbtöne dazwischen. Meinst Du das?

Erik: Das meine ich.

Hilke: Gibt es Instrumente, die autistische Kinder selber spielen könnten?

Erik: Kinderleier und das Klangspiel.

Hilke: Meinst Du die pentatonisch gestimmten von der Firma Auris?

Erik: Ja, die können die Kinder selber spielen.

Hilke: Ich habe erlebt, daß autistische Kinder die Saiten der Leier nicht mit ihren Fingern anfassen, sondern lieber mit einem kleinen Schläger auf die Saiten schlagen wollen.

Erik: Das kann ich verstehen. Mit den Fingern auf der Leier zu greifen ist unangenehm, weil die Saiten so hart sind.

Hilke: Du hast noch nicht auf meine Frage wegen richtiger Musik geantwortet, wie man sie hören sollte, live oder aus dem Radio oder von einer Platte?

Erik: Am besten ist richtige Musik, aber auch von der Platte ist es gut.

Hilke: Wie ist es mit dem Malen?

Erik: Es wäre gut, mit FC zu malen.

Hilke: Du meinst, daß man die Hand des Kindes, die den Pinsel oder den Farbstift hält, so drückt, daß das Kind seine Hand spürt und sie dazu anwenden kann, die Farbe anzusteuern, an die das Kind denkt, oder daß es die Hand auf dem Papier so steuern kann, daß die Formen daraus werden können, die das Kind wünscht zu gestalten?

Erik: So meine ich das.

Hilke: Es ist aber nicht leicht, die Hand des Kindes dauerhaft zu drücken und zugleich feinfühlig den Impulsen des Kindes zur gewünschten Farbe und zu den Formen auf dem Papier nachzugeben, also sowohl die Hand zu drücken und gleichzeitig völlig darauf zu verzichten, „nachzuhelfen" und nur den Impulsen des Kindes zu folgen!

Erik: Das verstehe ich, aber ihr könnt das gerne lernen! Ich will ein Fürsprecher dafür sein!

Hilke: Wie ist es mit dem Modellieren?

Erik: Das wäre gut für sie, es probieren zu dürfen; am liebsten mit Farben.

Hilke: Noch eine andere Kunstart?

Erik: Das weiß ich nicht.

Hilke: Haben Kinder mit Autismus religiöse Bedürfnisse?

Erik: Sie wollen, daß man ein Abendgebet mit ihnen spricht. Sie wollen mit zur Kirche gehen.

Hilke: Viele Kinder mit Autismus sehen schlecht, aber sie heben winzig kleine Dinge auf, die vor ihnen auf dem Boden liegen.

Erik: Das machen sie, weil sie winzig kleine Dinge lieben.

Hilke: Aber dann können sie sie ebenso schnell wieder wegwerfen!

Erik: Es ist lustig, Sachen wegzuwerfen. Aber diese kleinen Dinge wecken ihre Aufmerksamkeit, weil sie so winzig und erlesen sind.

Hilke: Warum lieben diese Kinder gerade solche kleinen erlesenen Dinge?

Erik: Weil normal große Sachen zu unhandlich für sie sind.

Hilke: Das leuchtet ein, wenn Du es sagst. Könnte man diese Vorliebe für irgend etwas Gutes und ihre Entwicklung Förderndes anwenden?

Erik: Vielleicht kleine Perlen vom Boden in eine Schale auflesen zu lassen.

Hilke: Das scheint eine gute Idee zu sein. Sollte das wie ein Spiel sein, bei dem man dann die Perlen wieder auf den Boden ausschüttet, um sie wieder auflesen zu können?

Erik: Nein, nicht gleich, vielleicht am nächsten Tag wieder.

Hilke: Wie ist es mit Puzzle legen?

Erik: Das wäre erfreulich, wenn sie es lernen können.

Hilke: Ist es dabei wichtig, was für ein Bild man zusammensetzt, oder ist es wichtiger, welche Formen die Puzzlestückchen haben? Was meinst Du?

Erik: Das sind wohl die Formen, nach denen man geht.

Hilke: Gibt es noch etwas, womit diese Kinder sich beschäftigen sollten?

Erik: Ein Haustier haben zu dürfen.

Hilke: Ist es ein bestimmtes Haustier, an das Du denkst oder das Du empfehlen würdest?

Erik: Goldhamster im Käfig.

Hilke: Ich wußte gar nicht, daß Du diese Tiere kennst! Gibt es einen besonderen Grund für Goldhamster?

Erik: Weil sie nicht so empfindlich, aber lustig sind.

Hilke: Sollten die Kinder lernen, diese Tiere selber zu pflegen, oder ist das zuviel verlangt?

Erik: Die Kinder können dabeisein, wenn das Tier gefüttert wird, und es dann selber füttern.

Hilke: Etwas anderes, was viele Kinder mit Autismus zu lieben scheinen, ist, daß sie mit dem Körper schaukeln, z.B. vor und zurück.

Erik: Das fühlt sich schön an, so zu schaukeln. Dann spürt man seinen Körper besser.

Hilke: Und einige dieser Kinder wedeln gerne mit den Händen auf verschiedene Weise. Warum machen sie das?

Erik: Auch damit man seinen Körper besser spürt.

Hilke: Wir haben die ganze Zeit ein Körpergefühl und ein Bewußtsein davon, wo die Grenzen unseres Körpers sind und wo wir unsere Hände und Beine haben und wie die sich bewegen. Wie ist das für Kinder mit Autismus?

Erik: Das ist ganz anders für Kinder mit Autismus. Sie spüren die Grenze ihres Körpers nicht, auch nicht, wo sie ihre Arme und Beine haben, und nicht, wie sich die Arme und Beine bewegen.

Hilke: Wie beschwerlich das sein muß!

Erik: Das ist überhaupt nicht beschwerlich, sondern schön.

Hilke: Aber noch schöner, wenn man den Körper spürt, indem man schaukelt oder mit den Händen wedelt?

Erik: Ja.

Hilke: Seinen Körper nicht zu spüren verursacht ja Probleme. Dann kann man den Körper nicht dazu anwenden, um zu sprechen, wie man will, und die Hände nicht dazu, damit zu machen, was man will. Du hast Massage erwähnt, die das verbessern könnte. Gibt es noch mehr, was Du raten kannst? Oder ist es gut so, mit den Händen nicht soviel zu tun und nicht sprechen zu können?

Erik: Es ist ganz und gar nicht gut, nicht sprechen und die Hände nicht besser anwenden zu können! Aber wir werden das im nächsten Leben können.

Hilke: Das klingt, als ob dieser Gedanke viel Trost geben könnte. Gibt es Kinder, die so denken?

Erik: Alle Kinder mit Autismus denken so.

Hilke: Darf ich fragen, wie die auf einen solchen Gedanken gekommen sind?

Erik: Das hat ihnen ihr Engel gesagt, bevor sie geboren wurden.

Hilke: Und daran erinnern sie sich?

Erik: Ja, und das hören sie jede Nacht.

Hilke: Aber ist es dann überhaupt sinnvoll, daß wir solchen Kindern helfen wollen, sich in Richtung auf das hinzuentwickeln, was gewöhnliche Kinder können?

Erik: Das ist viel wichtiger, als ihr glauben könnt. Denn dann können wir im nächsten Leben auf einem höheren Niveau anfangen.

Hilke: Was können wir denn dann noch mehr dafür tun, daß diese Kinder ihren Körper besser spüren können, abgesehen von Massage und Chirophonetik? Gibt es noch mehr?

Erik: FC.

Hilke: Ja, FC ist ein Segen, und ohne FC hätten wir ja nicht einmal dieses Gespräch haben können. Sollen wir noch mehr aufgreifen, wie man Kindern mit Autismus helfen könnte?

Erik: Wir können ein andermal damit fortfahren.

Viertes Gespräch

Hilke: Lieber Erik, nun hast Du auf der Buchstabentafel geschrieben, daß Du unser Gespräch fortsetzen willst. Bist Du noch auf etwas gekommen, wie man Kindern mit Autismus helfen könnte?

Erik: Du glaubst nicht, wie wichtig unser Gespräch für Kinder mit Autismus werden kann.

Hilke: Ja, das ist ein wichtiges Gespräch. Aber wenn es diesen Kindern helfen soll, dann setzt das ja voraus, daß viele, die mit autistischen Kindern zu tun haben, dies Gespräch zu lesen bekommen und daran teilhaben können. Und da meine ich mit autistischen Kinder *nicht* solche, die sprechen können. Wie soll ich da vorgehen?

Erik: Du kannst es interessierten Personen schicken, die es verbreiten können.

Hilke: Kennst Du solche Personen?

Erik: Nein, die mußt Du selber finden.

Hilke: Das werde ich versuchen. Hast Du selber noch weitere Vorschläge, wie man Kindern mit schwerem Autismus helfen könnte?

Erik: Du mußt mich fragen.

Hilke: Gerne! Viele Kinder mit Autismus schnuppern an Sachen und an Leuten herum, an deren Haaren, an den Armen usw.

Erik: Viele andere Kinder tun das auch.

Hilke: Das ist wahr, aber die anderen Kinder pflegen das nicht so viel und so intensiv zu tun und hören damit auch wieder auf. Warum riechen die autistischen Kinder an allem?

Erik: Sie riechen an allem, weil ihnen das ein Wissen über die Personen vermittelt.

Hilke: Was für eine Art von Wissen kann das sein?

Erik: Ob diese Person ein guter Mensch ist oder ob sie etwas Gemeines will oder ob sie mit uns jyckt.

Hilke: Hunde können angeblich an einem riechen, ob man Angst hat. Was bedeutet, wenn man mit jemandem „jyckt"?

Erik: Das bedeutet, daß man jemanden hereinlegen will.

Hilke: Das klingt so, als ob man viele verschiedene Gerüche an den Leuten finden kann. Ist das so?

Erik: Das ist so. Es gibt enorm viele verschiedene Gerüche.

Hilke: Dann haben diese Kinder einen viel besseren und deutlicheren Geruchsinn als wir anderen! Sie könnten ja den gewöhnlichen Geruchsinn kleiner Kinder weiterentwickelt haben, weil sie nicht soviel anderes lernen können. Könnte das so sein? Oder sind sie mit einem so ausgezeichneten Geruchsinn begabt?

Erik: Sowohl als auch. Sie sind an aller Art von Gerüchen sehr interessiert.

Am letzten Abend unseres Gespräches war ich völlig erschöpft. Erik roch an meinem Hinterkopf, so wie er es neulich tut, und auf meine Frage, wie es riecht, antwortete er: „katastrophal". Ich fragte ihn, warum das so riecht, und er antwortete: „weil Du so müde bist". Am nächsten Morgen roch mein Kopf „gut", obgleich ich nicht etwa die Haare gewaschen hatte.

Hilke: Können wir etwas tun, um diese Kinder durch Gerüche zu erfreuen, oder ihre Entwicklung auf irgendeine Weise fördern, indem wir Gerüche anwenden?

Erik: Das ist eine schwere Frage.

Hilke: Mögen es diese Kinder, wenn wir Parfüm anwenden?

Erik: Die mögen kein Parfüm.

Hilke: Es ist die Frage, ob wir Waschmittel mit oder ohne Parfüm anwenden sollen. Wenn man die Kleider mit unparfümierten Waschmitteln wäscht, riechen die Kleider nach unserem Geschmack nicht so gut. Ich selber verwende teures Waschmittel mit natürlichem Zitronengrasgeruch. Was meinst Du?

Erik: Es ist am besten ohne Parfüm.

Hilke: Erlebst Du den Geruch von Zitronengras als Parfüm?

Erik: Nein.

Hilke: Welche Gerüche mögen diese Kinder?

Erik: Ziemlich viele, z.B. Oranga, Opium, gerne auch das Pulver von vielen Kräutern wie Zimt und Vanille.

Hilke: Interessant! Leider weiß ich nicht, was „Oranga" ist.

Erik: Das sind Apfelsinen.

Hilke: Und Opium soll in manchen Parfümen drin sein. Hast Du das gemeint?

Erik: Nein, ich habe den Gegengrund für junior Ginger gemeint.

Hilke: Jetzt verstehe ich noch weniger! Ginger könnte Ingwer sein. Oder hast Du den Geruch gemeint, wenn jemand Opium als Narkotikum verwendet?

Erik: Das habe ich letzten Endes gemeint.

Hilke: Wenn das Rauchen von Opium einen begehrenswerten Geruch erzeugt, dann hoffe ich trotzdem, daß nicht viele Kinder diesem Geruch ausgesetzt sind!

Erik: Das kann ich verstehen!

Hilke: Gestern sind wir an einem Blumengeschäft vorbeigegangen, und da habe ich mich gefragt, ob Kinder mit Autismus an all diesen Blumendüften Freude haben könnten.

Erik: Ich glaube schon, daß einige Kinder das haben können.

Hilke: Wenn diese Kinder nun gewöhnlich so einen überaus empfindlichen Geruchsinn haben, da frage ich mich, wie es mit dem Ge-

schmacksinn steht, da diese Kinder das Essen so gerne nachsalzen und
-zuckern. Erleben sie nicht den natürlichen Geschmack der Speisen?

Erik: Das Essen schmeckt langweilig.

Hilke: Sie können viele verschiedene Geruchnuancen unterscheiden. Können sie auch viele verschiedene Geschmacknuancen
unterscheiden?

Erik: Nein.

Hilke: Können wir da etwas machen? Zuviel Salz ist ja schädlich
für die Gesundheit, und zuviel Zucker auch. Hast Du eine Idee?

Erik: Ihr könntet das Essen mit Kräutern, z.B. mit äußerst wenig
Pfeffer würzen; auch Paprika und Curry wären möglich. Ich selber
ziehe etwas Majoran und Thymian vor.

Hilke: Dann scheinen einige dieser Kinder es schwer zu haben,
Menschen wiederzuerkennen, wenn diese in einer anderen Umgebung
als gewöhnlich auftauchen. Woran kann das liegen?

Erik: Ich habe Menschen immer wiedererkannt.

Hilke: Darf ich etwas ganz Dummes fragen: Woran hast Du die
Menschen wiedererkannt – am Gesicht, am Geruch oder an noch
etwas anderem?

Erik: Ich erkenne sie an ihrer Ausstrahlung wieder und an ihren
verschiedenen Persönlichkeiten.

Hilke: Kinder mit Asperger-Syndrom haben es außerordentlich
schwer, die Gedanken und Gefühle anderer Menschen zu verstehen.
Sie können sich nicht hineinfühlen, wie andere fühlen. Sie haben die
Fähigkeit der Empathie nicht, sagt man. Wie ist das für Kinder mit
Autismus, die nicht sprechen können?

Erik: Die spüren sehr stark, was andere fühlen und denken.

Hilke: Geht das dann direkt in sie hinein, oder können sie sich dagegen behaupten, ihre eigenen Gefühle und Gedanken aufrechterhalten?

Erik: Das geht direkt in sie hinein, und sie werden davon völlig
überwältigt, aber sie können es nicht zeigen.

Hilke: Was sollten wir da in ihrer Umgebung beachten?

Erik: Ihr solltet nur fühlen und denken, was das Kind hören dürfte,
falls ihr es laut sagen würdet.

Hilke: Also sind wir es wieder, die etwas im Umgang mit autistischen Kindern lernen müssen, was wohl ebenso schwer zu lernen ist

wie manches, was wir ihnen beizubringen versuchen! Und zu lernen, seine Gedanken und Gefühle selber steuern zu können, ist wohl auch für uns selber gut?

Erik: Das ist gut für eure Entwicklung.

Hilke: Ein Sinn, der bei Kindern mit Autismus gut zu funktionieren scheint, ist ja das Hören. Sie scheinen sogar manchmal ein überempfindliches Gehör zu haben, halten die Ohren zu oder bekommen einen Ausbruch bei hohen oder scharfen Geräuschen, sogar bei Geräuschen, die wir für gewöhnlich kaum bemerken, wie eine Ventilation oder ein Baby, das irgendwo weit weg schreit.

Erik: Das ist ja wirklich wahr. Ihr glaubt gar nicht, wie beschwerlich das ist mit allen lauten Geräuschen!

Hilke: Wie könnten wir diesen Kindern da helfen?

Erik: Wenn man leiser sprechen könnte und indem man bei lautem Krach mit ihnen weggeht.

Hilke: Eine andere Sache ist ja, aus dem Wortstrom, den jemand sagt, die einzelnen Wörter herauszuhören. Wie ist es damit?

Erik: Das ist sehr schwer. Das ist fast unmöglich.

Hilke: Was können wir tun, damit das möglich wird?

Erik: Indem ihr nur einzelne Wörter sagt, wenn ihr wollt, daß wir verstehen können, was ihr von uns wollt, daß wir es tun.

Hilke: Aber wenn wir so wie jetzt auf dem Computer schreiben, dann liest Du ja selber, was ich geschrieben habe. Wie ist es damit?

Erik: Das ist etwas ganz anderes. Da kann ich ja jedes Wort selber lesen, und da verstehe ich ja jedes Wort.

Hilke: Es ist eigentümlich, daß viele Kinder und Erwachsene mit Autismus die Schrift auf dem Computerschirm nicht lesen können, bevor man sie ganz enorm vergrößert. Oft braucht es 36 Punkt Schriftgröße, statt der 10 oder 12 Punkt, die wir gewöhnlicherweise anwenden. Das würde ja bedeuten, daß die meisten Menschen mit Autismus kurzsichtig sein müßten, ohne daß wir es bemerken, und daß sie keine gewöhnlichen Bücher lesen können.

Erik: So ist das wohl. Ich kann keine gewöhnlichen Bücher lesen, aber Bücher mit großen Buchstaben.

Hilke: Manche Kinder, die nach einer Augenuntersuchung Brillen bekommen haben, reißen die Brillen die ganze Zeit wieder herunter.

Erik: Sie wollen sie aufhaben, um lesen zu können, aber die Hände können sich nicht an die Brille gewöhnen.

Hilke: Fühlt sich das unangenehm im Gesicht an?

Erik: Ja, das fühlt sich ungewohnt an.

Hilke: Können wir dabei helfen?

Erik: Die Hände müßten es lernen, die Brille zu tolerieren.

Hilke: Jemand hat mich darum gebeten, seine Hände festzubinden, damit sie nicht sofort die Brille herunterreißen. Aber das will ich ja nicht tun.

Erik: Man kann die Hände jeden Tag festhalten, bis das Kind sich daran gewöhnt hat.

Hilke: Danke für den Tip! Dann gibt es autistische Kinder, die sich die ganze Zeit die Kleider ausziehen, ganz unabhängig davon, wie warm oder kalt es ist. Andere Kinder wollen nie die Kleider ausziehen. Wie steht es mit dem Wärmesinn?

Erik: Sie spüren nicht, wie warm es ist.

Hilke: Frieren sie nicht manchmal?

Erik: Die frieren nicht.

Hilke: Aber es gibt doch wohl andere Kinder, die einen gut funktionierenden Wärmesinn haben?

Erik: Vielleicht gibt es solche.

Hilke: Dann haben wir einen Berührungssinn, den Tastsinn. Darüber hinaus gibt es den sogenannten „Streichelsinn" für ganz leichte Berührungen am Körper. Wie, meinst Du, ist es mit dem Berührungssinn bei Kindern mit Autismus?

Erik: Der Berührungssinn ist oft schlecht entwickelt. Dieser Sinn vermittelt nicht Berührung, sondern Schmerz.

Hilke: Welchen Schmerz?

Erik: Es tut weh, umarmt zu werden. Aber es tut nicht weh, eine gute Umarmung auf eine ganz leichte Weise zu bekommen.

Hilke: So ist das sicher für bestimmte Kinder, aber andere mögen lieber feste Umarmungen, und es tut ihnen wegen dem „Streichelsinn" weh, wenn man sie zu leicht berührt oder umarmt.

Erik: So ist das nicht für mich.

Hilke: Aber das, was gewöhnlichen Kindern weh tut, scheinen einige autistische Kinder kaum zu spüren, z.B. wenn sie sich verbrennen, eine Hand einklemmen oder sich auf eine andere Weise weh tun. Du hast ja selber davon gesprochen, daß sie es nicht spüren, wenn sie sich beißen oder schlagen.

Erik: Das habe ich auch bemerkt.

Hilke: Ein anderer Sinn vermittelt, ob man es nötig hat, auf die Toilette zu gehen, groß oder klein, ob man hungrig ist oder durstig oder satt, ob man müde ist oder ob einem schlecht ist. Also Wahrnehmungen aus dem Körperinneren. Wie ist es damit bei Kindern mit Autismus?

Erik: Dieser Sinn funktioniert schlecht. Ich spüre nicht immer, daß ich Kleines machen muß.

Hilke: Kann man helfen, das zu verbessern?

Erik: Das kann man, und man kann es ordentlich verbessern, indem man mich die ganze Zeit darauf hinweist, daß ich aufs Klo gehen soll.

Hilke: Wiederum etwas, weswegen man offenbar die Kinder nicht ausschimpfen sollte?

Erik: Wenn sie sich anmachen, können sie es selber nicht verstehen. Und dann verstehen sie auch nicht, warum man schimpft.

Hilke: Und wie ist es mit Essen und Trinken? Es gibt Kinder, die essen und trinken zuviel oder zuwenig oder nur gewisse, eigentümliche Sachen.

Erik: Sie spüren kein Sättigungsgefühl.

Hilke: Was könnte man für solche Kinder tun?

Erik: Das weiß ich nicht.

Hilke: Ich habe mich gefragt, ob einige dieser Kinder im Mund überempfindlich sind. Einige mögen nämlich nur passiertes Essen und weigern sich, anderes auch nur zu kosten. Die haben vielleicht Angst davor, daß es innen im Mund kratzen könnte.

Erik: Das kann ja so sein, das weiß ich nicht.

Hilke: Manchmal habe ich den Eindruck gehabt, daß Kinder mit Autismus schreckliche Ausbrüche bekommen können und sich hinterher kaum daran erinnern. Kann das so sein?

Erik: Das kann schon so sein, wenn sie selber nicht merken, daß sie schreckliche Gefühle haben. Da können sie sich dann auch nicht daran erinnern.

Hilke: Kann man ihnen helfen, sich ihrer Gefühle besser bewußt-zuwerden?

Erik: Man kann zu ihnen sagen: Jetzt bist Du zornig, oder jetzt bist Du verzweifelt.

Hilke: Dann können sie allmählich lernen, ihre eigenen Gefühle wiederzuerkennen?

Erik: Ja, und das hilft ihnen, sie beherrschen zu können. Das gilt auch für gewöhnliche Kinder.

Hilke: Papa hatte eine Frage über das Handwerk für größere Kinder. Er findet ja, daß Handwerk für Menschen mit Autismus wichtig ist. Aber es ist ja nicht leicht, ein Handwerk zu finden, das Menschen mit schwerem Autismus lernen und ausüben können. Würdest Du irgendeine Art von Handwerk empfehlen wollen?

Erik: Nein, ich finde nicht, daß Handwerk die richtige Beschäftigung für Menschen mit Autismus ist, sondern sie sollen etwas anderes machen, z.B. Eurythmie mit FC, Musik anhören und mit FC schreiben und ein Instrument spielen lernen.

Hilke: Was das Schreiben mit FC anbelangt: Könnten die auch etwas anderes schreiben als Gespräche?

Erik: Die könnten auch Bücher und Romane schreiben.

Hilke: Wovon könnten die Bücher denn handeln?

Erik: Die könnten von Geschichte handeln, von Zeiten wie dem Mittelalter und der Hitlerzeit.

Hilke: Würdest Du selber ein solches Buch schreiben wollen?

Erik: Das würde ich wollen, aber da müßte ich selber mehr über diese Zeiten lernen.

Hilke: Ich werde sehen, ob wir in der Bibliothek Bücher mit großen Buchstaben über diese Zeiten finden. Darf ich Dich fragen, ob Du in Büchern selber blättern kannst?

Erik: Ich kann nicht selber blättern. Damit mußt Du mir helfen.

Hilke: Wir können es vielleicht zusammen trainieren, mit meinen Händen über Deinen. Es gibt auch Hörbücher, Bücher, die auf Platten oder CDs gesprochen sind. Was hältst Du davon, ein historisches Buch so anzuhören?

Erik: Das könnten wir probieren, aber es wird schwer für mich sein zu verstehen, was da gesagt wird.

Hilke: Ein solches Hörbuch kann man ja mehrmals anhören.

Erik: Das wäre eine gute Idee.

Hilke: Wie könntest Du Dir es sonst vorstellen, Dich in historische Geschehnisse zu vertiefen?

Erik: Wenn J. es vorlesen würde.

Hilke: Er hält ja wunderbare, interessante Vorlesungen. Kannst Du dabei die Wörter aus dem Wortstrom herauskriegen? Verstehst Du, wovon er spricht?

Erik: Das verstehe ich, weil Du die ganze Zeit das denkst, was er sagt.

Hilke: Falls er nun nicht vorhaben sollte, über diese geschichtlichen Zeitabschnitte vorzulesen, wäre es da eine Möglichkeit für Dich, etwas zu verstehen, wenn ich ein Buch darüber lesen würde?

Erik: Das wäre möglich, wenn ich im selben Zimmer wäre. Du könntest dann leise lesen. Aber jedes Wort, das Du liest, mußt Du auch denken.

Hilke: Wenn ich ein Buch auf Deutsch oder Englisch finde und es lesen würde, während Du im Zimmer bist, könnte das funktionieren?

Erik: Dann mußt Du es auf Schwedisch denken.

Hilke: Das wäre möglich. Sag mal, wie lange hast Du eigentlich schon meine Gedanken so wörtlich lesen können?

Erik: Das habe ich immer gekonnt.

Hilke: Kannst Du auch die Gedanken anderer Menschen so wörtlich lesen?

Erik: Das kann ich bei W und I, aber bei den anderen nicht so gut. Das geht bei euch besser, weil ihr so deutlich denkt.

Hilke: Denken die anderen mehr gefühlsmäßig, oder wie denken sie?

Erik: Sie denken nicht so klare Gedanken, aber ihr denkt in vollständigen Sätzen.

Hilke: Dann ist das schon wieder eine Übungsaufgabe, wenn man mit autistischen Kindern umgehen möchte?

Erik: Ja, das sollten alle lernen, die mit uns zu tun haben und die wollen, daß wir sie verstehen.

Hilke: Gibt es noch mehr, was wir lernen sollten?

Erik: Zu meditieren, denn dann können wir einander besser verstehen.

Hilke: Warum würden wir dann einander besser verstehen?

Erik: Weil wir jeden Tag meditieren, auch die Kinder meditieren.

Hilke: Über was meditiert ihr?

Erik: Die Kinder meditieren über innere Erlebnisse und wir Erwachsenen über die Mantren, die wir von unseren geistigen Lehrern bekommen haben.

Hilke: Da entwickelt ihr euch auch, aber auf einem anderen Gebiet als wir, nicht wahr?

Erik: Ja, das machen wir vielleicht gerade deswegen, weil wir entwicklungsgestört sind.

Hilke: Wie meditiert man?

Erik: Es ist wichtig, daß man sich ruhig und still hinsetzt und an einen Spruch von einem weisen Menschen denkt. Dann jagt man nicht gleich wieder davon, sondern verbleibt in diesen Gedanken so lange, wie man sich auf diesen Spruch konzentrieren kann. Man sollte die Worte auch im Herzen fühlen. Schön ist es, wenn man jeden Tag meditieren kann. Für Anfänger genügen fünf Minuten. – Es ist nicht gut, daß ich dies schreibe, denn das wird leicht mißverstanden.

Hilke: Auf welche Weise kann das mißverstanden werden?

Erik: Weil man glauben könnte, es sei etwas Mystisches mit uns Autisten. Das stimmt aber nicht.

Fünftes Gespräch

Hilke: Erik, Du willst mit unserem Gespräch fortfahren, hast Du auf der Buchstabentafel geschrieben. Gibt es ein spezielles Gebiet, über das wir sprechen sollten?

Erik: Ja, wir sollten darüber sprechen, warum wir nicht mit allen kommunizieren können.

Hilke: Das ist eine wichtige und interessante Frage. Warum könnt ihr das nicht?

Erik: Hilke kann nicht beibringen, daß man das Wissen intensivieren können muß darüber, daß wir unser Zeigen nicht steuern können, wenn ihr unsere Hand nicht genügend drückt.

Hilke: Das ist wohl das Schwierigste für die Stützpersonen beim ganzen FC-Schreiben! Es ist ja wichtig, eure Hand nach jedem Buchstaben, den ihr schreibt, genügend hoch in die Höhe zu heben (20-30cm), damit ihr von oben eure Handbewegung in gerader Linie auf den Buchstaben richten könnt, den ihr vorhabt, als nächsten zu schreiben. Da können wir Stützpersonen spüren, wohin euer Zeigefinger steuert. Das verlangt eine gute Portion Feinfühligkeit von uns, besonders am Anfang. Bei jedem Buchstaben müssen wir uns selber beobachten, damit wir nicht selber irgendeine eigene Bewegung machen, sondern wirklich nur eurem Bewegungsimpuls nachfolgen.

Und bei diesem feinfühligen Nachfolgen eurer Hand öffnen wir unbewußt unsere stützende Hand, und ihr fühlt deren Druck nicht mehr und damit eure eigene Hand nicht mehr, und da könnt ihr euren Zeigefinger nicht mehr zu dem Buchstaben steuern, an den ihr gedacht habt, und dann wird daraus nur Buchstabensalat. Und dann resigniert sowohl ihr selber als auch eure Stützperson. Es ist wirklich enorm schwer, daß man als Stützperson sowohl feinfühlig eurem Bewegungsimpuls folgt und sich gleichzeitig weiterhin bewußt ist, daß man eure Hand ordentlich drückt!

Erik: Das verstehe ich. Aber Du mußt es besser beibringen.

Hilke: Gibt es noch mehr, was ich beibringen sollte?

Erik: Daß wir jeden Tag FC-Gespräche haben wollen.

Hilke: Wir anderen Leute sprechen ja auch jeden Tag, so daß dies ja wirklich ein berechtigter Wunsch ist! Aber wir sprechen über verschiedene Dinge mit verschiedenen Personen.

Erik: Das machen wir genauso. Wir sprechen über alltägliche Dinge mit den Mitarbeitern und über tiefere Fragen mit C. und Dir.

Hilke: Würdet ihr über tiefere Fragen auch mit noch weiteren Personen sprechen wollen? Eventuell mit C. oder mir als Stützperson?

Erik: Wir würden gerne mit allen sprechen, die wir treffen. Es ist gut, daß Du uns das jedesmal anbietest.

Hilke: Wenn wir jemanden treffen, mit dem ich spreche, halte ich die Buchstabentafel vor euch hin, so daß ihr auch zum Gespräch beitragen könnt. Ihr habt immer etwas Wesentliches und Interessantes zu sagen. Ich versuche wirklich, nie zu vergessen, euch mit einzubeziehen. Wenn Du Dir nun für jeden Tag Gespräche wünschst, geht es da gut mit alltäglichen Gesprächen?

Erik: Das geht gut, aber wir sind mehr an tiefen Gesprächen interessiert.

Hilke: Warum habt ihr keine tiefen Gespräche mit den Mitarbeitern?

Erik: Es geht nicht, mit denen tiefere Gespräche zu schreiben. Sie haben nicht meditiert, und da können sie sich nicht gut für das interessieren, worüber wir sprechen wollen.

Hilke: Gibt es irgendeinen Mitarbeiter in Deiner Wohngemeinschaft, mit dem Du tiefere Gespräche haben könntest, der aber noch nicht gelernt hat, bei FC-Gesprächen zu stützen, und der es lernen könnte?

Erik: Nein.

Hilke: Da sollten also alle lernen zu meditieren, damit sie ebenbürtige Gesprächspartner für euch werden können. Du hast ja neulich eine so gute Meditationsanweisung geschrieben. Es wäre vielleicht eine Möglichkeit, Deinen Mitarbeitern dieses Gespräch zu geben. Vielleicht beißt einer an?

Erik: Das ist eine gute Idee.

Hilke: Sollten es alle bekommen?

Erik: Viele könnten meditieren, aber sie nehmen sich nicht die Zeit. Das ist schade. Sie würden ein besseres Leben bekommen durch das Meditieren. Das würden sie wirklich bekommen können.

Hilke: Auf welche Weise und wie kann das Meditieren einen solchen Effekt bekommen?

Erik: Weil es uns besser und wahrer macht. Es jagt den Kummer und sonstige schwierige Gefühle weg, die das Leben schwer machen.

Hilke: Das kann schon so sein.

Erik: Das ist so, das weißt Du ja selber, obgleich Du nicht weißt, wie Dein Leben ohne Meditation wäre.

Hilke: Das kann wohl ein anderer, so wie z.B. Du, besser sehen und beurteilen.

Erik: Du bist ja nie darüber unglücklich gewesen, drei entwicklungsgestörte Kinder zu haben! Es gibt Mütter, die sind unglücklich mit nur einem solchen Kind.

Hilke: Da hast Du ja vollkommen recht. Daran denkt man nicht selber. Und dadurch, daß ich nicht unglücklich bin, habe ich ja soviel Freude an euch gehabt! Und das große Glück, jetzt mit euch allen dreien kommunizieren zu können! Es gibt ja tatsächlich Mütter, die mit ihrem autistischen nichtsprechenden Kind nicht kommunizieren können, weil ihr tiefes Leid über dieses Unglück bewirkt, daß sie völlig davon überzeugt sind, daß ihrem Kind absolut jede Möglichkeit zu einer avancierten Kommunikation fehlt. Und da können sie kaum lernen, ihre Kinder bei FC-Gesprächen zu stützen. Das beiderseitige Vertrauen ist bei jedem echten Gespräch eine Voraussetzung.

Erik: Das ist wahr. Du hast immer geglaubt, daß wir im Grunde richtige Menschen sind! Das bewirkte, daß Du FC so leicht lernen konntest.

Hilke: Was bedeutet das eigentlich für euch, daß ihr vor etwa 4½ Jahren angefangen habt, mit uns so zu kommunizieren?

Erik: Das bedeutet, daß wir unsere Wünsche ausdrücken können, ebenso unsere heftigen klugen, ordentlich klugen Gesichtspunkte über das Leben.

Hilke: Davon habe ich tatsächlich viel gelernt! Es gelingt mir ja nicht, alle eure Wünsche zu erfüllen, aber ihr habt mich auf wunderbare, unbeschreiblich bereichernde Reisen mitgeschleppt, auf denen ihr mir Dinge erzählt habt, wie es kein anderer hätte tun können.

Erik: Du bist ja nicht in allen Deinen Leben Hilke gewesen, und es hat Dir nicht gutgetan, in Deinem letzten Leben tubiminig zu sein.

Hilke: Was bedeutet „tubiminig"?

Erik: Das bedeutet wunderbar.

Hilke: In welcher Sprache bedeutet „tubiminig" wunderbar?

Erik: In einer Sprache, mit der wir Autisten miteinander sprechen. Das ist eine geheime Sprache, die wir erfunden haben. Die haben wir unser ganzes Leben lang angewendet, und die verstehen alle mit Autismus. Du hast selber solche Wörter viele Male gesehen, als wir mit Dir geschrieben haben.

Hilke: Ja, da habe ich euch dann oft fragen müssen, was die Wörter bedeuten, und da habt ihr sie mir erklärt. Aber am Anfang sind so viele für mich unbekannte Wörter vorgekommen, daß ich nicht jedesmal fragen wollte, wenn ich den Inhalt von dem, was ihr geschrieben hattet, doch im großen und ganzen verstand.

Erik: Du bist die einzige, die solche Wörter gelesen hat.

Hilke: Das kann ja auch schwierig für euch sein zu unterscheiden, ob die Wörter, die ihr selber anwendet, gewöhnliche schwedische Wörter sind oder eure eigenen.

Sag mal, glaubst Du, daß autistische Menschen in anderen Ländern und in anderen Sprachgebieten auch eure Wörter anwenden?

Erik: Das weiß ich nicht.

Hilke: Könnt ihr alle, die nicht so sprechen können, daß wir es hören können, miteinander sprechen?

Erik: Das können wir.

Hilke: So ein Glück! Könnt ihr über alles sprechen, über alle Themen?

Erik: Wir können über alles miteinander sprechen, aber wir sprechen am liebsten über frühere Leben.

Hilke: Erinnert ihr euch alle an frühere Leben, oder phantasiert ihr darüber?

Erik: Wir erinnern uns alle an einige frühere Leben und brauchen nicht zu phantasieren. Das ist das schönste Gesprächsthema, das es für uns gibt.

Sechstes Gespräch

Hilke: Lieber Erik, was willst Du zu unserem Thema aufgreifen?

Erik: Ich will darüber sprechen, daß wir nicht faul gewesen sind, während wir nichts Vernünftiges mit unseren Händen tun konnten.

Hilke: Habt ihr statt dessen etwas anderes tun können?

Erik: Wir haben über unsere geistige Entwicklung sprechen können. Du kannst Dir nicht vorstellen, wie weit man sich entwickeln kann, wenn man sich anstrengt.

Hilke: Du hast so etwas Schönes gesagt, als wir neulich J. und seine Frau besuchten. Da hatte ich von FC erzählt und darüber gesprochen, wie weit ihr uns in der geistigen Entwicklung voraus seid und wieviel wir von euch lernen können. Da hast Du geschrieben, daß ihr nicht geistig weiter seid als wir, sondern daß ihr geistiger werdet, weil ihr nicht sprechen könnt.

Erik: Das ist wahr. Wir können kein einziges Wort sagen, aber wir können vielleicht mit etwas anderem beitragen, was wir unterdessen entwickeln können.

Hilke: Das habe ich nicht geahnt, bevor wir mit FC schreiben konnten, aber es ist ja ganz offensichtlich, daß ihr das könnt! Willst Du selber mehr davon erzählen?

Erik: Wir können mit guten Gedanken und gutem Rat beitragen, z.B. mit Ratschlägen, wie man autistischen Kindern helfen kann. Das würden wir nicht können, wenn wir nicht gelernt hätten, neues Wissen über die außerordentlich interessante Entwicklung des Menschen zu verwenden.

Hilke: Willst Du darüber mehr erzählen?

Erik: Darüber will ich nicht mehr erzählen, sondern über etwas anderes. Ihr wißt gar nicht, wie gut ihr es habt, daß ihr uns alles fragen könnt. Wir können unsere geistigen Ratgeber fragen, und die wissen die richtigen Antworten.

Hilke: Das habe ich ja selber erlebt und bin dankbar dafür. Wir fragen ja auch sonst Spezialisten um Rat über alles mögliche, wofür wir Hilfe brauchen. Aber eure geistigen Ratgeber wissen da in Zusammenhängen Rat, wo wir keine Spezialisten unter uns haben.

Erik: Das könnt ihr immer tun. Die wollen euch gerne mit eurer Entwicklung helfen. Vielleicht wollt ihr jetzt etwas fragen?

Hilke: Ich selber habe früher persönliche Meditationsanweisungen bekommen, die wirklich gut waren und die mich auf die rechte Spur gebracht haben, und Du pflegst mich ja zu erinnern, wenn ich nachlässig damit bin. Schon das ist eine große Hilfe. Und auch, wenn Du mich auf geeignete Mantren für besondere Situationen aufmerksam machst. Was sollten ich oder wir als nächsten Schritt tun?

Erik: Das ist verschieden für verschiedene Personen. Du könntest untersuchen, warum Du Dein Zimmer nicht aufräumst.

Hilke: Du hast mich schon früher darauf aufmerksam gemacht, wie wichtig es wäre, meinen Schreibtisch und mein Zimmer aufzuräumen. Da liegen jetzt Haufen unsortierter Papiere, die in furchtbar vielen Zusammenhängen eingeordnet werden müßten. Ich habe zuwenig

Platz und zuwenig Zeit und komme mit Dingen nicht nach, die ich noch wichtiger finde. Das ist es, worauf ich es selber schiebe. Es gibt aber vielleicht auch noch eine Ursache auf einer tieferen Ebene?

Erik: Das tut es.

Hilke: Ich leide ja selber darunter, daß ich keine Ordnung machen kann. Was rätst Du mir?

Erik: Du solltest dort jeden Tag eine Sache aufräumen. Mit der Zeit wird es Ordnung. Du hast ja selber schon daran gedacht.

Hilke: Das ist vielleicht die einzige Möglichkeit, denn sonst sehe ich immer eine mehrtägige Arbeit vor mir, und die Zeit habe ich nicht.

Kann ich irgend etwas für Dich tun, der Du die ganze Zeit versuchst, mit der anderen Hand auf alle Tasten auf dem Computer zu drücken, so daß wir fast nicht zum Schreiben kommen?

Erik: Du solltest mir mehr Sachen zum Rumräumen geben.

Hilke: Ist es so besser?

Erik: Ja.

Hilke: Lieber Erik, warum bist Du so unruhig? Ist es zu anstrengend, soviel zu schreiben? Oder habe ich Dich zuviel davon abgehalten, was Deine Hände versucht haben zu fummeln, herumzureißen und zu zerstören?

Erik: Du hast mich zu brüsk gestoppt.

Hilke: Entschuldige!

Siebtes Gespräch

Hilke: Du hast gerade auf der Buchstabentafel geschrieben, daß Du heute viel zu schreiben hast. Das freut mich!

Erik: Ich möchte gerne berichten, daß ich mit meinem geistigen Ratgeber gesprochen habe, der meint, wir müßten über die Zukunft von FC sprechen.

Hilke: Was hat er denn für Gesichtspunkte?

Erik: Er meint, daß wir nicht glauben sollten, daß wir mit FC durchkommen, wenn wir nicht ziemlich viele Eltern dabeihaben.

Hilke: Das klingt glaubwürdig. Dafür haben wir uns aber bisher nicht eingesetzt. Ich bin für diesen Vorschlag dankbar. Wie sollen wir zuwege gehen?

Erik: Ihr sollt nicht zuwege gehen, sondern die Eltern selber initiativ werden lassen.

Hilke: Worüber möchtest Du nun schreiben?

Erik: Du sollst mich fragen.

Hilke: Du hast erwähnt, daß Menschen mit Autismus lernen sollten, ein Musikinstrument zu spielen. Da denke ich natürlich daran, daß Du ja selber schon seit vielen Jahren mit nur ganz wenig Hilfe auf der Marimba spielst, weit über 300 verschiedene Melodien und Stücke.

Erik: Das ist unglaublich schön.

Hilke: Auch für mich. Dein Bruder Markus spielt lieber Cello. Ich greife dabei die Töne auf dem Griffbrett, und er sitzt auf meiner rechten Seite und führt den Bogen ganz alleine und spielt den Rhythmus der Melodien. Und ich drehe das Cello, so daß sein Bogen auf der richtigen Saite landet. Auch er kann auf diese Weise viele Melodien spielen.

Erik: Das ist schön zu hören.

Hilke: Hast Du nicht als Jugendlicher auf dem Streichbaß gespielt?

Erik: Ja, auf Saltå.

Hilke: Der Streichbaß ist ja dadurch ein spannendes Instrument, daß er so gebaut ist, daß er von zwei Personen gespielt werden muß, die einander gegenübersitzen und dieses große Instrument zwischen sich auf ihren Knien liegen haben. Der eine greift die Töne auf der einzigen Saite, und der andere führt den Bogen. Wie war das eigentlich für Dich, so zu spielen?

Erik: Das war nicht schön.

Hilke: Warum war das nicht schön?

Erik: Weil das zu tiefe Töne waren.

Hilke: Ja, nur Markus und Andreas lieben diese tiefen Cellotöne. Du hast ja immer Geige vorgezogen, außerdem Flöte. Jetzt gibt es ein ähnliches, kleineres Instrument mit Geigenstimmung und ein noch kleineres, die Duoviola, die nur eine Saite hat. Auf dem Griffbrett gibt es Linien, auf denen man die Töne greifen kann, abwechselnd mit beiden Zeigefingern. Das Griffbrett kann man austauschen von diatonisch auf pentatonisch. Auf dem diatonischen Griffbrett kann man gewöhnliche Melodien und Lieder spielen. Aber das ist schwer.

Auf dem pentatonischen Griffbrett kann man nur improvisieren, aber andererseits wird das dann immer richtig schön.

Erik: Das hätte ich auch spielen wollen.

Hilke: Kannst Du Dich daran erinnern, daß man auf Saltå große Teile von z.B. der „Zauberflöte" mit solchen Zusammenarbeitsinstrumenten aufgeführt hat?

Erik: Nein, das war wohl nach meiner Zeit dort.

Hilke: Das war es wohl. Aber da Kinder mit Autismus oft ein ausgezeichnetes Gefühl für Rhythmus haben, könnten sie auf Schlaginstrumenten wie Trommeln spielen. Was meinst Du dazu?

Erik: Meinetwegen. Aber das ist nicht ebenso großartig, denn schöne Töne entstehen dadurch nicht.

Hilke: Und Triangel?

Erik: Das ist schon besser, aber nicht so schön, wie Melodien zu spielen.

Hilke: Hast Du noch weitere Vorschläge zum Musizieren?

Erik: Ein großes Orchester zusammen zu haben.

Hilke: Was würdest Du denn spielen wollen?

Erik: Marimba.

Hilke: So wie Du auf der Marimba spielst, könntest Du auch Xylophon oder Vibraphon oder Metallophon spielen oder auf einem kleineren Klangspiel.

Erik: Aber Marimba klingt am schönsten.

Hilke: Welche Art Musik hörst Du am liebsten? Großes Orchester? Violinkonzert? Streichquartett oder -trio oder -quintett? Oder ein Soloinstrument oder mit Klavier? Orgelmusik?

Erik: Ich habe am liebsten großes Orchester.

Hilke: Und was, glaubst Du, gilt für autistische Kinder? Was haben sie gerne bzw. ist am besten für sie?

Erik: Dasselbe.

Hilke: Sie haben ja ein gutes Gedächtnis. Gilt das auch für Musikstücke, die sie gehört haben? Können sie diese nachher in ihrem Inneren hören?

Erik: Die meisten Kinder können das.

Hilke: Haben sie auch Gedichte gerne, die laut vorgelesen werden?

Erik: Das mag ein Teil dieser Kinder.

Hilke: Eine indiskrete Frage: Kannst Du selber in Deinem Inneren Musik hören, die Du schon einmal gehört hast, z.B. wenn Dir langweilig ist?

Erik: Das kann ich nicht.

Hilke: Wann taucht dann die Erinnerung an ein solches Musikstück in Deinem Inneren auf?

Erik: Das kommt von selber, und dann freue ich mich.

Hilke: So ist es wohl für uns auch. Und dann kann ein solches Musikstück hängenbleiben und sich immerzu wiederholen.

Erik: So ist das auch für uns.

Hilke: Du bist ja ganz besonders musikalisch, und da habe ich mich manchmal gefragt, ob Du auch in Deinem Inneren Musik komponierst.

Erik: Das mache ich. Und das können meine autistischen Freunde hören.

Hilke: Haben sie Deine Kompositionen gerne?

Erik: Ja, die schätzen sie.

Hilke: Ich freue mich so, dies erfahren zu dürfen! Kannst Du beschreiben, welchen Stil Deine eigene Musik hat? Ähnelt sie der Musik eines bekannten Komponisten?

Erik: Sie ähnelt Mozart und Bach.

Hilke: Da könnte ich fast neidisch werden, daß ich Deine schöne Musik nicht hören kann!

Erik: Das ist schade, denn Du würdest sie wahrscheinlich gerne mögen.

Hilke: Komponierst Du für großes Orchester?

Erik: Am liebsten für Geige und Orchester.

Hilke: Weißt Du überhaupt, daß nur äußerst wenige von uns anderen so etwas können?

Erik: Das habe ich nicht gewußt.

Achtes Gespräch

Hilke: Erik, heute vormittag wolltest Du nicht schreiben, sondern mir helfen, mein Zimmer aufzuräumen. Dafür bin ich Dir sehr dankbar, und ich bin wirklich in Gang gekommen.

Jetzt hast Du geschrieben, daß Du mehr darüber schreiben willst, wie man *Menschen* mit Autismus helfen kann. Was willst Du uns da berichten?

Erik: Man kann sie tun lassen, was sie selber wollen, ohne sich über sie zu ärgern. Das hilft ihnen, es in Zukunft bessermachen zu können.

Hilke: Du hast mir ja da ein Rätsel gelöst. Als Du neulich mit der anderen Hand, die man nicht zum Schreiben braucht, wie wild auf die Tasten des Computers gedrückt und geschlagen hast, da wurde ich ganz verzweifelt und mußte den Computer mehrere Male wieder anstellen, und auch anderes passierte, was ich nicht verstehen konnte, und zum Schluß gab er ganz auf.

Und indem ich verzweifelt und ärgerlich wurde, habe ich selber die ganze Schreibsituation unmöglich gemacht, wie Du hinterher erwähntest. „Das wird nur schlimmer, wenn Du ärgerlich wirst", hast Du auf der Buchstabentafel geschrieben. Und siehe da, wenn ich mich akzeptierend und ruhig verhalte, geht es gut. Die Lösung des Rätsels ist ja so unerwartet für mich: daß es nicht Erik ist, der bestimmt, was die Hände machen!

Erik: So ist es. Das ist mein kinästhesiegeschützter Autismus.

Hilke: Das klingt spannend und gleichzeitig schwer zu verstehen. Kannst Du erklären, was Du damit meinst?

Erik: Das ist die Kinästhesie, die nicht funktioniert, und da kann ich meine Hände nicht beherrschen und nicht sprechen.

Hilke: Das verstehe ich immer besser. Aber wie kommt das Wort „geschützt" dazu?

Erik: Das bedeutet, daß ich nicht Autismus haben könnte, wenn die Kinästhesie funktionieren würde.

Hilke: Würdest Du wollen, daß die Kinästhesie funktionieren würde?

Erik: Ja, natürlich!

Hilke: Gibt es noch mehr, was nicht gut funktioniert, außer der Kinästhesie?

Erik: Das Denkvermögen.

Hilke: Auf welche Weise funktioniert das anders?

Erik: Wir können nicht so denken wie ihr.

Hilke: Weißt Du, worauf das beruht?

Erik: Das beruht darauf, daß unser Gehirn in zwei Teile geteilt ist, die nicht zusammenarbeiten.

Hilke: Kann das auch bei anderen so sein, die Autismus haben?

Erik: Ja, bei vielen.

Hilke: Wie ist das so gekommen?

Erik: Das weiß ich nicht.

Hilke: Weißt Du, daß es für uns fast ebenso schwer ist, unsere Gefühle zu steuern, wie für euch, eure Hände zu steuern?

Erik: Das ist auch für uns schwer!

Hilke: Aber ich muß ja da mit euch in eine harte Schule gehen. Findest Du, daß ich Fortschritte damit mache, meine Gefühle so zu steuern, daß ich nicht so ärgerlich oder empört oder verzweifelt werde?

Erik: Das machst Du, aber Du kannst da noch besser werden.

Hilke: Ich übe und bemühe mich, seelenruhig und positiv zu sein. Was kann ich dafür tun, Dir zu helfen, Deine Hände in Zucht zu bekommen?

Erik: Noch mehr entspannt zu werden.

Hilke: Das wird mir schon noch gelingen. Können die in Deiner Werkstatt etwas für Dich tun? Das sieht ja so aus, als ob Du „aufräumen" wolltest, wenn Du alles wegräumst und anderswo hinlegst. Aber mir hast Du ja geschrieben, daß das nicht so ist, sondern daß Du mehr Dinge brauchst, um Dich damit beschäftigen und sie „ordnen" zu können.

Erik: Das ist so. Die sollen mehr Sachen überall hinlegen.

Hilke: Das will ich ihnen vermitteln. Dann bräuchtest Du ja nicht die ganze Zeit alle ihre wichtigen Papiere und Sachen herumzuräumen, sondern könntest Dich mit anderen Gegenständen beschäftigen. Habe ich Dich da richtig verstanden?

Erik: So ist es.

Hilke: Bei Tisch fängst Du oft erst an zu essen, wenn die anderen schon fertig oder beinahe fertig sind. Wie kommt das?

Erik: Das beruht darauf, daß ich mich erst beruhigen muß.

Hilke: So ist das also. – Etwas ganz anderes: Wie ist das mit dem Fernsehen und Menschen mit Autismus?

Erik: Das ist unterhaltsam für euch, aber nicht für uns.

Hilke: Gibt es ein Programm, das interessant für euch sein könnte?

Erik: Nein, wir würden lieber Kunstbücher anschauen oder mit den Mitarbeitern sprechen.

(In Eriks Wohngemeinschaft ist oft der Fernseher an. Einige Mitarbeiter können mit FC kommunizieren.)

Hilke: Heute haben wir wieder geübt, einige Kunstkarten mit der Brille anzuschauen. Wie war das?

Erik: Das war nicht leicht, das müssen wir mehr üben.

Hilke: Aber Deine Hände haben einige Sekunden lang stillgehalten! Dann konnte ich sie kurze Zeit festhalten, bis sie immer eifriger wurden, die Brille wegzureißen, und Du hast geschrieben, wir sollten eine längere Pause machen. Ich gratuliere!

Erik: Das ist für heute genug.

Hilke: Vielen Dank für heute, Erik!

(Direkt hinterher schrieb er: „Ich bin frustriert über Deine dummen Fragen.")

Später:

Hilke: Erik, waren die Fragen dumm, weil sie gerade Dir galten?

Erik: Ja, wir sollten mehr allgemein sprechen.

Hilke: Das ist wahr. Aber nun ist es einmal so geworden, und ich könnte mir denken, daß so etwas auch wichtig und interessant für andere sein kann.

Erik: Das kann stimmen.

Hilke: Was Kinder anbelangt, würde ich Dich gerne über geeignete Spielsachen fragen. Oder sollen wir lieber über Erwachsene mit Autismus sprechen?

Erik: Das spielt keine Rolle. Es ist unmöglich, etwas über geeignete Spielsachen zu sagen.

Hilke: Ich dachte an weiche Tiere oder Puppen oder an Bauklötze. Ich kann mich nicht erinnern, daß ihr euch für irgend etwas besonders interessiert habt.

Erik: Das ist für verschiedene Kinder ganz verschieden.

Hilke: Wie ist das mit den Bildern an den Wänden?

Erik: Das ist auch verschieden. Aber wir hatten ein Bild, das wir gernhatten. Das war eine Maria mit Kind.

Hilke: Ja, wir hatten eine große Kopie der Sixtinischen Madonna von Raffael. Die habt ihr gerne lange angeschaut, schon als ihr noch gestillt wurdet. – Hast Du noch mehr Vorschläge, die etwas für autistische Kinder bedeuten könnten?

Erik: Lange Spaziergänge sind gut.

Hilke: Bedeutet gut, in die Natur hinauszugehen?

Erik: Das ist das Allerbeste.

Hilke: Soll man ihnen Bäume und Blumen und Tiere zeigen, oder sehen sie diese ohnehin?

Erik: Die sehen sie nicht selber, sondern man muß sie ihnen zeigen.

Hilke: Was sehen sie denn selber auf einem solchen Spaziergang?

Erik: Das sind viele Dinge, z.B. Naturwesen, die ihr nicht seht. Sie sprechen mit denen so, wie ihr miteinander sprecht.

Hilke: Aber diese Kinder können uns diese Wesen nicht zeigen, weil sie nicht sprechen können, und wir glauben normalerweise nicht an solche Wesen.

Erik: Das ist wahr.

Hilke: Aber auch einige gewöhnliche Kinder scheinen solche Wesen sehen zu können, aber wenn sie davon erzählen, werden sie ausgelacht und glauben dann selber, daß das nur Dummheiten waren.

Erik: Aber wir können sie das ganze Leben lang sehen.

Hilke: Das wußte ich nicht! Da könntet ihr ja Leuten davon erzählen, die sich nicht darüber lächerlich machen wollen!

Erik: Ja, aber niemand fragt uns.

Hilke: Aber jetzt hast Du mir diese Möglichkeit verraten. Das könnte ja noch ein langes Gespräch werden.

Erik: Das könnte es, wenn Du Dir die Zeit dazu nimmst.

Hilke: Darauf freue ich mich! Vielleicht an einem anderen verlängerten Wochenende. Gibt es noch etwas Spezielles, auf das Du hinweisen möchtest im Zusammenhang mit Kindern mit Autismus und Naturwesen?

Erik: Die Naturwesen wollen gerne Kontakt mit euch haben, die ihr autistischen Kindern helfen wollt.

Hilke: Warum?

Erik: Sie könnten euch gute Ratschläge geben.

Hilke: Wenn die Naturwesen mit unseren autistischen Kindern sprechen können, dann kennen sie ja unsere Kinder besser als wir!

Erik: Das ist wahr. Sie wissen, wie ihr jedem einzelnen Kind helfen könntet.

Hilke: Was können wir machen, um mit ihnen in Kontakt zu kommen?

Erik: Ihr müßt mit eurem Kind hinaus in die Natur gehen und nach innen lauschen, was ihr empfindet, und ihr müßt ganz genau umherschauen, ob ihr ein Wesen fühlt.

Hilke: Und wenn wir wirklich ein Wesen fühlen?

Erik: Dann könnt ihr fragen, ob es etwas über euer Kind sagen will.

Hilke: Könnte man vielleicht Dich oder jemand anderen, der mit FC schreibt, fragen, ob ihr Übersetzer bei einer solchen Beratung sein wollt, wenn wir selber zu schwerfällig sind für einen so bewußten Kontakt?

Erik: Das wäre eine Möglichkeit. Aber das würde große Hellhörigkeit von eurer Seite voraussetzen.

Hilke: Müßte man da gemeinsam in die Natur hinausgehen?

Erik: Das ist nicht notwendig. Man kann Naturwesen einladen, wenn man an sie glauben kann.

Hilke: Müssen dann sowohl die Stützpersonen als auch die Eltern an Naturwesen glauben können?

Erik: Ja.

Hilke: Welche Art von Rat können sie geben?

Erik: Alle Arten Rat. Eine wichtige Frage für sie ist, ob man eine liebevolle Beziehung zueinander aufbauen kann.

Hilke: Meinst Du im Gespräch mit ihnen?

Erik: Ja, und überhaupt; und besonders zum Kind. Das ist das Wichtigste.

Hilke: Sind dies besondere Naturwesen?

Erik: Das sind Luftwesen.

Hilke: Und sie sind so liebevoll, daß sie sich um autistische Menschenkinder kümmern?

Erik: Sie sind an Menschen interessiert, die mit ihnen zusammenarbeiten wollen.

Hilke: Und von allen Menschen sind es gerade die mit Autismus, die nicht sprechen können, mit denen sie zusammenarbeiten können?

Erik: Ja, wir arbeiten mit ihnen zusammen, aber sie wollen auch mit euch zusammenarbeiten.

Hilke: Was könnte diese Zusammenarbeit beinhalten, abgesehen von autistischen Kindern?

Erik: Vieles, z.B. Luftverunreinigungen.

Hilke: Es gibt ja auch Menschen, die sich darum kümmern. Könnten die eine unbewußte Zusammenarbeit haben?

Erik: Nein, sie müssen eine bewußte Zusammenarbeit bekommen.

Hilke: Könntest Du auch da Übersetzer sein, falls wir interessierte Personen finden können?

Erik: Das würde ich können.

Hilke: Kennst Du so eine Person?

Erik: Nein.

Hilke: Lieber Erik, wirst Du nicht müde, so viel auf dem Computer zu schreiben?

Erik: Das werde ich nicht, das ist wunderbar, das machen zu dürfen.

Hilke: Dann machen wir weiter. Nun hast Du von Luftgeistern erzählt, aber dann gibt es ja auch Wassergeister, nicht wahr?

Erik: Die kümmern sich nicht um Kinder, sondern um gimmige Menschen.

Hilke: Was sind denn gimmige Menschen?

Erik: Das sind Menschen, die sich nicht ordentlich benehmen können, weil sie psychisch krank sind.

Hilke: Auf welche Weise kümmern sich die Wasserwesen um diese psychisch kranken Menschen?

Erik: Die wollen sie für ihre eigenen Zwecke ausnützen.

Hilke: Das klingt ja nicht besonders liebevoll.

Erik: Das sind sie auch nicht.

Hilke: Dann sollten wir wohl eher solche Menschen schützen?

Erik: Ja, das können wir, indem wir sie sich nicht nahe am Wasser aufhalten lassen.

Hilke: Kannst Du erzählen, für welche Zwecke die Wassergeister psychisch kranke Menschen ausnützen wollen?

Erik: Das will ich nicht erzählen. Du kannst mich über Erdwesen fragen.

Hilke: Erzähle von den Erdwesen!

Erik: Die können nicht Kontakt mit Menschen aufnehmen, sondern wollen gerne mehr über sie wissen.

Hilke: Wie können die mehr über Menschen erfahren? Auf welche Weise?

Erik: Du kannst ihnen von Deiner Kindheit erzählen.

Hilke: Wie soll ich das denn machen? Ich kann sie ja nicht wahrnehmen.

Erik: Du kannst Dir vorstellen, daß sie vor Dir sitzen und zuhören.

Hilke: Wie kann ich mir vorstellen, daß sie aussehen?

Erik: Die sehen wie Zwerge mit Zipfelmütze aus.

Hilke: Kann man sagen, wie groß sie sind?

Erik: Die sind nicht größer als ungefähr eine Hand.

Hilke: Das könnte ich versuchen. Wie soll ich denn wissen, daß sie zuhören und Freude daran haben?

Erik: Sie können Dir ein gutes Gefühl von wunderbarem Glück geben.

Hilke: Hast Du das schon versucht?

Erik: Das habe ich viele Male.

Hilke: Da ist es ja für einige Wesen ein richtiges Glück, daß Du so viel Zeit hast und solche Einsichten!

Erik: Das ist ein Glück, daß ich so viel Zeit habe. Das begünstigt nicht nur diese Wesen, sondern auch euch, denn ich kann für euch beten.

Nachtrag

Hilke: Übrigens ist es eine nicht ungewöhnliche Ansicht bei anthroposophischen Heilpädagogen, daß die Kinder mit Autismus sozusagen in der geistigen Welt geblieben sind. Aber mehrere der FC-Anwender haben sich dazu geäußert, daß das bei ihnen nicht so ist.

Einer: Das ist genauso, wie Du gesagt hast, daß man glaubt, daß wir, die wir unsere Intelligenz nicht zeigen können, so betrachtet werden, als hätten wir keine Intelligenz, weil ihr den Gedanken nicht aushalten könnt, daß wir Intelligenz besitzen, aber unseren Körper nicht dazu anwenden können, diese intelligenten Gedanken, die wir die ganze Zeit haben, zu zeigen. Aber jetzt können wir mit FC schreiben, und da können wir unsere Intelligenz zeigen und zur Kultur mit dem beitragen, was wir können.

Ein anderer: Man muß viel Geduld lernen, um was auch immer aushalten zu können. Da haben wir mit Autismus schon viel gelernt. Wir können nie etwas dagegen sagen, wenn wir etwas nicht so haben wollen, wie wir es bekommen, aber mit FC ist das jetzt möglich. Das ist das Beste, was in unserem Leben geschehen ist. Das, was ich jetzt schreiben kann, konnte ich früher nur denken. Jetzt kann ich es euch allen mitteilen. Das ist ganz wunderbar. Das gibt meinem Leben Sinn. Aber Geduld brauche ich trotzdem noch. ~

Gedanken eines Autisten über Christus

Christus kann uns zu Hilfe kommen

von Hilke und Erik Osika

So sollte der Titel unserer Gespräche über Christus lauten, meinte Erik.

Aber wer ist Erik? Er ist ein ziemlich kleiner Mann und seit 40 Jahren mein geliebter Sohn. Er kam auch nicht allein zur Welt, sondern zusammen mit seinem Zwillingsbruder Markus, und beide haben schweren Autismus und können kein Wort sprechen. Erik geht etwas eigenartig und kann nichts mit seinen Händen selber machen, außer mit Besteck essen und seine Kleider mit Hilfe an- oder ausziehen. Er kann auch Sachen woandershin oder in den Abfalleimer tun, wo man dann Kugelschreiber, Tassen, Geschirrbürsten und andere „unnötige Dinge" finden kann. Sein rechtes Auge pflegt angeschwollen zu sein, weil er sich mit der Faust dorthin schlägt, wenn er traurig ist oder wenn er sich mißverstanden fühlt. Aber das war bis vor fünf Jahren wesentlich schlimmer. Bis dahin glaubten wir nämlich alle, daß er überhaupt nichts versteht.

Da ich drei Kinder mit dieser schweren Art von Autismus habe (und zwei gesunde), hatte ich viel über Autismus gelesen, Vorträge und Kurse besucht und schließlich selber Vorträge und Kurse über dieses Thema gehalten. Dabei war ich selbstverständlich auf FC, facilitated communication, oder „gestützte Kommunikation" gestoßen, eine Kommunikationsmethode, die in den 1980er Jahren in Australien von Rosemarie Crossley entwickelt worden ist. Aber meine eigenen Kinder waren natürlich viel zu entwicklungsgestört für eine solche Methode, glaubte ich.

Bis ich vor fünf Jahren den schweizerischen Film „*Meine Denksprache*" als DVD in meine Hand bekam. Den wollte ich gleich meinen gesunden Kindern zeigen. Aber ein Sohn von mir, der Arzt ist, wollte ihn nicht einmal ansehen, sondern sagte mit der Autorität eines Arztes, daß ich in die Schweiz fahren und diese Kommunikationsmethode erlernen solle. Er hatte schon früher gemeint, daß man dies bei seinen geliebten Brüdern ausprobieren sollte.

Da nahm ich mit Béa Kaufmann in Zürich Kontakt auf, die damals schon seit 40 Jahren über Autismus gearbeitet und seit zehn Jahren FC unterrichtet hatte. Sie kam zu uns nach Schweden, um einerseits Ferien zu machen und andererseits, um meine Söhne kennenzulernen und mir FC beizubringen. Als sie dann meine drei Söhne und zwei andere Erwachsene ohne Sprache „abklärte", zeigten alle fünf innerhalb von je zwei Stunden, daß sie die Buchstaben kannten und mit einfachen Worten auf ihre Fragen antworten konnten.

Ich glaubte zu träumen. Das konnte ja einfach nicht möglich sein! Ich sagte meine geplante Vortragsreise nach Island ab und fuhr statt dessen jeden Tag zu den Institutionen, wo diese Männer mit Autismus wohnen. Nach zehn Tagen ging ich vom Schreiben auf der Buchstabentafel zum Schreiben auf dem Laptop über, weil ich all das Interessante, was da von ihnen geschrieben wurde, speichern und dokumentieren wollte.

Es hat etliche Wochen gedauert, bis ich richtig fassen konnte, daß dies alles Wirklichkeit ist und warum und auf welche Weise es funktioniert. Sehr kurz könnte man versuchen, es folgendermaßen zu erklären:

Bei Menschen, die nicht sprechen können, funktioniert ein Sinnesorgan nicht. Sie sind nicht blind oder taub, sondern sie fühlen ihren Körper nicht. Dieser Sinn ist der Eigenbewegungs- oder kinästhetische Sinn. Spürt man nicht, wie sich die Lippen, die Zunge, der Unterkiefer bewegen, kann man auch keine Worte formen oder nur unvollkommen seine Gedanken in Worten ausdrücken. Spürt man die Muskelbewegungen im Gesicht nicht, kann man nicht mit Hilfe seiner Mimik ausdrücken, daß man versteht, was der andere sagt, und auch nicht, daß man daran interessiert ist. Und kann man die Bewegungen seiner Hände und Finger nicht spüren, dann kann man sie auch nicht für bewußte Bewegungen anwenden. Natürlich, die Hände können etwas nehmen, was man haben will, oder den Arm des Pflegers in Richtung Kühlschrank schubsen, aber bewußt gezielte Bewegungen, z.B. auf etwas zeigen, sind nicht möglich auszuführen.

Die Hilfe besteht darin, daß eine „Stützperson" die Schreibhand drückt, so daß die nichtsprechende Person ihre Hand gut spürt. Dann kann diese gezielt mit dem Finger auf Buchstaben zeigen. Mit ihren wohlausgebildeten visuellen Fähigkeiten haben diese Menschen meistens schon im Vorschulalter selber die Buchstaben erlernt, und zwar durch alles, was in ihrer Umgebung an Texten vorkommt, auf Milch- und anderen Verpackungen, in der Reklame usw.

Diese Menschen auf diese Weise zu stützen ist aber nicht ganz leicht und muß unter Anleitung gründlich gelernt und eingeübt werden, um Manipulation und Frustration ausschließen zu können.

Bald zeigte es sich aber, daß Menschen mit Autismus oft nicht so tüchtig mit Fakten umgehen und daß sie unsere Wirklichkeit nicht immer so erleben wie wir, sondern sich mehr für Musik, ernste Gespräche und geistige Zusammenhänge interessieren. Wenn wir nun mit ihnen mit Hilfe eines Computers kommunizieren (z.B. die Stützperson mit kleinen und der Schreiber mit großen Buchstaben oder jeweils mit einer Leerzeile dazwischen), lernen sie unsere alltäglichen Verhältnisse besser zu verstehen, und wir selber lernen ihre interessante Gedanken- und Erlebniswelt kennen – wenn wir genügend aufgeschlossen und vorurteilsfrei dafür sind.

Während der Weihnachtszeit 2009/10 wollte Erik über das Thema schreiben: „Wie kann man Kindern mit Autismus helfen?" Das wurden erstaunliche Gespräche, die unsere Auffassung darüber bereichern, wie man diese Kinder besser verstehen und behandeln kann.

Eines Tages wollte Erik über Christus schreiben. Was kann aber ein so gehandikapter Mensch über ein solches Thema wissen? Bald zeigte es sich jedoch, daß er mehr darüber wußte und verstand als ich selber. Wir schrieben über dieses Motiv in der Zeit vom Februar bis zum Oktober 2010 – deshalb wiederholt sich einiges –, mit vielen anderen und privaten Gesprächen dazwischen.

Etwas über den Inhalt der Gespräche

Damit der Leser besser verstehen kann, was Erik schreibt, muß ich wohl etwas mehr erzählen. Sein Bruder Markus war vor einigen Jahren auf eigenen Wunsch bei einem Workshop über Sergej Prokofieff dabeigewesen und hatte hinterher geschrieben, daß er mehr von dieser Art erleben wolle. Da wurden dann tatsächlich Kurse für Erwachsene organisiert, die gar nicht oder nur mangelhaft sprechen können. Sie konnten selber die Themen für die Vorlesungen wählen und dann darüber miteinander "sprechen" (mit Hilfe von Buchstabentafeln und Stützpersonen).

Nach einigen Monaten wollten sie über Geschichte hören, vor allem über die Hitlerzeit mit der Fragestellung: Wie konnte es zu so etwas kommen, und wie können wir so etwas in Zukunft vermeiden?

Wir waren wohl alle verwundert darüber, daß sich so viele von ihnen gerade für die Hitlerzeit interessierten. Sie waren ja nicht in eine gewöhnliche Schule gegangen, sie mochten nicht fernsehen oder hatten keinen Zugang zu einem Fernseher, und sie können keine Bücher lesen, weil sie zu schlecht sehen oder die Kunst des Umblätterns nicht beherrschen.

Auch als dieses Interesse immer ausgeprägter formuliert wurde, hatte keiner von uns gewöhnlichen Leuten Lust, sich in diese schreckliche Zeit zu vertiefen. Ich selber erinnere mich vor allem an die Bombennächte, daran, daß man zu essen bekam, was auf der Wiese wuchs, an die Kälte – meine Füße erfroren teilweise – und an die Furcht und den Schrecken der Erwachsenen. Nein, ich selber hatte genug und wollte nichts mehr davon wissen.

Aber als wir mit den Gesprächen über Christus begannen, „zwangen" meine Söhne mich, allmählich mehr über diese Geschehnisse nachzulesen. Sie wollten wirklich etwas über diese Zeit wissen und erklärt bekommen. Warum? Das kommt ja bald in diesen Gesprächen heraus.

Erik wendet Ausdrücke an, die ich wohl versuchen muß, näher zu erklären. Außer Christus erwähnt er Ahriman. So nannte man ja im alten Persien den Gegner des Sonnengottes. Wir würden diese Macht vielleicht Satan nennen, der die Menschheit vom Geistigen weg und in den Materialismus zwingen will. Erik nennt auch Luzifer (lat: Lichtbringer). Wir würden diese Macht vielleicht Teufel nennen, die Macht, die uns zum Egoismus verführen will und dazu, den irdischen Schwierigkeiten zu entfliehen. Anthroposophie zeigt, daß die Wirkung dieser beiden Mächte eine Voraussetzung dafür ist, daß wir

Menschen zur Freiheit kommen können. Wir können uns verführen lassen, aber wir können auch dagegen ankämpfen und für das Gute und für eine liebevollere Zukunft wirken.

Dann erwähnt Erik ein Vaterunser, „wie Rudolf Steiner es gebetet hat". Diesen Gründer der Anthroposophie hatte man gegen Ende seines Lebens das Vaterunser im Krankenzimmer laut beten hören und es aufgeschrieben. Und der „Grundstein" ist ein längerer Meditationstext von Rudolf Steiner.

Ich konnte gar nicht fassen, daß Erik dies alles zu kennen schien. Er kann es kaum von irgend jemandem gehört haben. Wie es sich auch damit verhält, so habe ich gegenüber allem, was diese nichtsprechenden Menschen schreiben, die Grundeinstellung: Ich glaube es nicht sofort, aber ich weise es auch nicht ab. Mit der Zeit wird sich vielleicht zeigen, wie es sich damit verhält. Es sind aber bisweilen interessante Gedanken und Arbeitshypothesen. Wir müssen uns ja, jeder und jede für sich selber, eine eigene Meinung darüber bilden; aber diese Gespräche können uns vielleicht unter neuen Blickwinkeln stimulieren.

Ich habe die ganze Zeit versucht, nichts in Frage zu stellen, was Erik schrieb, und nur Folgefragen zu stellen und Folgekommentare zu äußern. Erwähnen muß ich wohl auch, daß viele dieser Menschen mit Autismus eigene Wörter verwenden, bei denen ich dann nachfrage, was sie bedeuten.

Erstes Gespräch

Hilke: Erik, was willst Du mir erzählen?

Erik: Niemand weiß, daß ich zur Welt gekommen bin, um von Christus zu zeugen.

Hilke: Das tust Du mit Deiner vergebenden, verständnisvollen und friedlichen Lebensart und mit der Liebe, die man erleben kann, wie sie einem von Dir zukommt.

Erik: Das ist nicht genug. Ich möchte auch über Christus schreiben.

Hilke: Ja, Erik, tue das!

Erik: Ich will nicht ohne euch in den Himmel kommen. Deshalb möchte ich euch helfen, auch in den Himmel zu kommen. Dazu müßt ihr Christus besser verstehen.

Christus ist die ganze Zeit mit uns

Hilke: Erik, erzähle, was wir über Christus besser verstehen müssen.

Erik: Das ist, daß Christus die ganze Zeit mit uns ist. Er drängt sich nicht auf. Du weißt, daß er einen niemals anstupst, sondern wartet, bis er gefragt wird. Dann kann er helfen, indem er uns mit Worten und ein wenig erklärend inspiriert.

Hilke: Da sind wir wohl gewöhnlich nicht aufmerksam genug?

Erik: Nein, wir sollten mehr auf unsere Intuition hören. So wie es in der „Philosophie der Freiheit" von Steiner beschrieben wird. Das würde jetzt wieder ein langes Studium nach sich ziehen, mit dem wir aber schneller vorankommen sollten. Das dauert zu lange; so, wie wir uns jetzt schon über ein Jahr lang damit beschäftigen und nicht weiter als bis zum dritten Kapitel gekommen sind. Das mußt Du Hans sagen, daß wir zu dem Kapitel kommen wollen, in dem man über die moralische Intuition lesen kann.

Hilke: Nun sind wir ja wirklich in unserem Studium nicht so weit gekommen, und da frage ich mich, wie Du etwas über dieses spätere Kapitel und seinen Inhalt wissen konntest. Sollten wir uns jedesmal, wenn wir etwas tun oder sagen wollen, darauf einstellen, daß wir vielleicht eine christliche Intuition entgegennehmen könnten?

Erik: Das ist nicht jedesmal nötig, aber wenn es um etwas Wichtiges geht.

Hilke: Wie macht man das?

Erik: Man öffnet sich für Christus und kommt mit ihm in Kontakt, so daß er einem zeigen kann, was er selbst in dieser Situation tun würde. Das reicht, denn dann sind wir frei zu handeln, wie wir selber wollen.

Hilke: Erik, das klingt so schön, und ich wäre selber nicht darauf gekommen. Ist es noch etwas, was Du sagen willst, oder willst Du ein anderes Mal weitermachen?

Erik: Ich will ein anderes Mal weitermachen.

Zweites Gespräch

Hilke: Erik, was willst Du heute aufgreifen?

Erik: Ich möchte mehr über Christus schreiben. Besonders über meine beste Erfahrung. Die guten Nachrichten sind ja, daß wir nun vorneweg sein können mit der Neuigkeit, daß man Menschen mit Autismus helfen kann.

Hilke: Ja, dabei hast Du ja selber mit dem Allerwichtigsten beigetragen, und zwar mit dem Aufsatz: „Wie kann man Kindern mit Autismus helfen?"

Erik: Das war nicht ich, sondern Christus.

Hilke: Dann habt ihr zusammen gearbeitet?

Erik: Ja, denn wir wollten Kindern mit Autismus helfen, ihren Eltern erzählen zu können, wie sehr sie sie lieben.

Hilke: Hast Du deshalb geschrieben, wie wichtig FC für die Kinder ist?

Erik: Ja. Denn dann können sie wichtige Dinge schreiben, z.B. daß sie Schmerzen haben oder zu einem Freund möchten oder einen guten Lehrer treffen wollen.

Hilke: Ja, gute Kontakte kann man ja am besten aufbauen, wenn man miteinander „sprechen", also mit FC schreiben kann, da man nicht richtig miteinander sprechen kann. Das verstehe ich. Ansonsten bleibt es ja auf einem Niveau, wie man es mit einem Baby hat, oder irre ich?

Erik: Ich möchte mit den Leuten sprechen können, die ich treffe, und das kann ich mit FC, wenn Du dabei bist, denn Du bietest mir immer die Buchstabentafel an, so daß ich mit ihnen kommunizieren kann.

Hilke: Früher habe ich immer gleich laut gesagt, was Du und die anderen ohne Sprache geschrieben haben. Aber ihr sagt ja Dinge, die von manchen vielleicht schwer entgegengenommen werden können, gerade so heraus. Und oft hat es sich gezeigt, daß vieles von dem, was Du eigentlich sagen willst, eine richtig gute Hilfe für die Menschen sein kann.

Erik: Du sollst das sagen, was ich schreibe.

Hilke: Kannst Du Dich erinnern, wie Du neben einer Dame saßt und schriebst, daß Du nicht neben ihr sitzen willst, „weil sie nicht meditiert". Ich wußte, daß sie in einer Meditationsgruppe ist, und darum sagte ich laut nur: „Wir sollten alle mehr meditieren." Sie wollte ja wissen, was Du „gesagt" hattest, und dies hören zu müssen, war fast schon zu stark für sie. Sie zuckte beinahe zusammen mit deutlich schlechtem Gewissen. Verstehst Du das?

Erik: Das verstehe ich erst jetzt.

Hilke: Das ist nicht weiter erstaunlich, denn wir anderen haben ja Jahrzehnte lang das Kommunizieren auf einem angepaßten Niveau geübt, und diese jahrelange Übung entbehrt ihr ja leider. Aber das nächste Mal, als wir uns trafen, konntest Du ihr gute persönliche Ratschläge für ihr Meditieren geben, und die hat sie dankbar entgegengenommen!

Erik: Es war schön für mich, sie wiederzutreffen.

Hilke: Ich soll Dich tatsächlich von ihr grüßen! Das hatte ich ganz vergessen.

Mit unserem Herzen für FC fechten

Erik: Können wir mit unserem Herzen für FC fechten? Das tut man, indem man positiv an die denkt, die lernen sollten, uns zu stützen.

Hilke: Das scheint ein guter Rat zu sein.

Du hast auf der Buchstabentafel geschrieben, daß Dein Bruder Andreas es schwer hat. Warum? Weil niemand in seiner Wohngruppe mit ihm schreiben will und weil er untergeht, wenn das so weitergehen sollte.

Niemand von uns gewöhnlichen Menschen kann sich vorstellen, wie es wäre, nur mit einem einzigen Menschen sprechen zu können, und das nur eine halbe Stunde in der Woche! Seine Mitarbeiter wollen nicht FC erlernen und sind nicht daran interessiert, was er sagen möchte, haben sie gesagt! Ich kann mich nicht noch mehr aufdrängen. Er ist verzweifelt und schreibt, daß er es nicht länger aushält. Was sollen wir machen?

Erik: Du kannst unterdessen freundlich an seine Mitarbeiter denken. Das hilft auf längere Sicht.

Hilke: Danke, das werde ich tun.

Erik: Einigen Menschen wurde nun in Aussicht gestellt, Kinfragen zu finden.

Hilke: Was bedeutet „Kinfragen"?

Erik: Kinfragen bedeutet: breitere Möglichkeiten, mit uns zu kommunizieren.

Hilke: Es ist wirklich so, daß viele versucht haben und versuchen, in eine Kommunikation mit ihren Kindern oder ihren Schülern oder Patienten zu kommen.

Erik: Wenige wissen, daß das so gut mit FC geht.

Drittes Gespräch

Hilke: Erik, was willst Du erzählen?

Erik: Ich will erzählen, daß ich nicht nach F. fahren will *(seine Wohngemeinschaft)*!

Hilke: Ich kann Dich so gut verstehen, aber morgen früh fahren Papa und ich weg und kommen nicht vor Montag wieder zurück. Das ist nicht schön für Dich, hier ganz alleine zu sein.

Erik: Das ist wahr. Ich könnte vielleicht ein bißchen öfter hierher kommen.

Hilke: Wir werden sehen. Jetzt weiß ich jedenfalls, daß Du das willst, und Du warst dieses Mal so ruhig und lieb!

Erik: Das wäre wunderbar.

Ich wollte nicht mehr auf die Erde kommen

Hilke: Nun hat ja Markus von seinen teilweise unvorstellbar schrecklichen Erlebnissen während der Hitlerzeit erzählt. Gibt es etwas, was Du gerne erzählen würdest?

Erik: Ja. Ich wollte nicht mehr auf die Erde kommen, als ich all das Schreckliche während dieser Zeit im KZ sah.

Hilke: Hast Du es vom Himmel aus gesehen, oder hast Du damals auf der Erde gelebt?

Erik: Ich bin in einem Konzentrationslager gestorben.

Hilke: Aber lieber Erik, das ist ja furchtbar!

Erik: Das war in Bergen-Belsen.

Hilke: Warum bist Du denn dort hingekommen?

Erik: Das war, weil ich Juden geholfen hatte, aus einem Ghetto zu entkommen.

Hilke: Dann warst Du nicht selbst von jüdischer Herkunft?

Erik: Nein, aber ich hatte viele jüdische Freunde.

Hilke: Möchtest Du mehr darüber erzählen?

Erik: Während des Krieges war ich ein Held, als ich der Gestapo nicht die Namen der Juden nennen wollte, die ich versteckt hatte. Da nahmen sie mich und verhörten mich, und als ich nicht antworten wollte, da nahmen sie mich und preßten mich unter mehreren Lagern grediga Orker, bis ich erstickte.

Hilke: Das klingt ja ganz teuflisch! Kannst Du sagen, was „grediga Orker" sind?

Erik: Das sind grediga Orker.

Hilke: Sind die aus Holz oder Stoff oder Stein?

Erik: Das sind Sandsäcke.

Hilke: Darf ich Dich fragen, ob sie mit dem Verhören weitermachten, als sie Dich so unmenschlich zusammenpreßten?

Erik: Die haben sehr, sehr lange weitergemacht.

Hilke: Und Du hast es trotzdem geschafft, die Namen der Juden zu verschweigen?

Erik: Ich habe versucht, sie reinzulegen, aber das gelang mir nicht.

Hilke: Haben sie Dir etwas versprochen, falls Du mit ihnen zusammenarbeiten würdest?

Erik: Ja, dann käme ich frei. Aber das war etwas, was sie nur gesagt haben.

Hilke: Kann man es unter einer so unmenschlichen Zusammenpressung überhaupt vermeiden, das zu sagen, was die hören wollen?

Erik: Das kann man nicht. Man sagt, was die hören wollen, aber die töten einen dennoch. Aber ich habe trotzdem nicht alle Namen verraten.

Hilke: Ja, das können wir uns nicht vorstellen, daß es möglich ist, nicht doch nachzugeben! Da warst Du wirklich ein Held und mußtest es mit Deinem Leben auf so eine furchtbare Weise bezahlen!

Erik: Deshalb wollte ich nicht noch einmal auf der Erde sein.

Hilke: Daß es Menschen geben kann, die anderen so etwas total Unmenschliches antun können! Ich kann ahnen, daß einem das alle Hoffnung auf eine menschliche Zukunft nimmt! Wie kommt es, daß Du dennoch, zu unserer großen Freude, zu uns gekommen bist?

Erik: Es war Christus, der uns, Markus und mich, ermuntert hat.

Hilke: Habt ihr euch in diesem Leben während der Hitlerzeit kennengelernt?

Erik: Nein, aber wir kannten einander von früher her.

Hilke: Weißt Du, wie es den Juden erging, die Du versucht hast zu schützen?

Erik: Das weiß ich nicht.

Hilke: Ich denke, wie es ihnen auch immer in diesem Leben ergangen ist, so haben sie doch erleben können, daß ein Mensch völlig selbstlos etwas für sie tun wollte, im Gegensatz zu den Gestapo-Unmenschen. Nicht wahr?

Erik: Das ist wahr. Das hatte Christus gesehen. Und darum wollte er, daß wir bei der Menschheitsentwicklung dabeibleiben sollten.

Opfer für die tiefste Hölle

Hilke: Aber was ist mit all den Gestapomännern geschehen?

Erik: Die können niemals zu einer Erkenntnis von Christus kommen. Die werden Opfer für die tiefste Hölle.

Hilke: Vielleicht geschieht es ihnen recht! Aber gibt es keine Möglichkeit, auch denen zu helfen? Nach Christi Worten sollen wir ja denen, die uns schaden, Gutes tun bzw. unsere Feinde lieben, wenigstens für sie beten. Ist es für die zu spät?

Erik: Du kannst sie ja bei der Menschenweihehandlung dabeisein lassen.

Hilke: Es waren ja einmal gewöhnliche Menschen, aber dann entschlossen sie sich, Menschen mit gutem Gewissen zu foltern, zu verhöhnen und zu töten. Aus eigener Schwäche und Angst waren sie bereit, alles auszuführen, was man ihnen befahl. Vielleicht auch aus Angst, daß man mit ihnen selber genau das Schreckliche machen würde, falls sie sich weigerten, es mit anderen zu machen. Und dann brachen sie moralisch zusammen.

Erik: Das ist ja wahr.

Hilke: Wie mache ich es, wenn ich sie in die Menschenweihehandlung mitnehmen will?

Erik: Da stellst Du Dir vor, daß sie rund um Dich herum sind.

Hilke: Geht das auch, wenn ich sie nicht kenne? Oder kenne ich jemanden von ihnen?

Erik: Du kennst sie nicht, aber das macht nichts.

Hilke: Danke, daß Du mir all das erzählen wolltest! Gibt es noch mehr, was Du sagen willst?

Erik: Ja, daß Du an Christus glaubst wie wenige andere.

Hilke: Ja, das Prinzip der Liebe und der Wahrheit kann auf der Erde nur durch unsere Hände oder unsere Worte wirken. Ist das nicht so?

Erik: So ist das.

Viertes Gespräch

(Vor dem Kurs über die Dreigliederung des sozialen Organismus mit Johannes Kling)

Erik: Dürfen wir mit Johannes Kling ein Gespräch haben?

Hilke: Er hat gerade angerufen und gesagt, daß er morgen zuerst eine Einleitung von etwa einer Stunde halten wird und dabei die Dreigliederung in einen größeren Zusammenhang stellen werde. Nach der Pause könnt ihr eure Fragen stellen, und hoffentlich ergibt sich ein Gespräch darüber.

Erik: Das klingt gut. Damit können wir anfangen.

Hilke: Jemand sollte eigentlich aufschreiben, was gesagt wird, denn das können wichtige Dinge sein.

Erik: Das klingt gut.

Hilke: Hast Du schon eine Frage an ihn?

Erik: Ja. Warum wir nicht zu unseren kundigen Eltern gehen und Wissen über die Dreigliederung bekommen können.

Hilke: Was glaubst Du selber, wie die Antwort wäre?

Erik: Die wissen zuwenig darüber.

Die schlimmste Zeit in der Menschheitsentwicklung

Hilke: Ihr habt über das Dritte Reich gefragt, wie es dazu kommen konnte und wie die Hitlerzeit hätte vermieden werden können. Nun habe ich mehrere Bücher über diese Zeit und über Hitler gelesen: schreckliche Lektüre!

Erik: Das war die schlimmste Zeit in der Menschheitsentwicklung.

Hilke: So ist es! Ich habe mich auch genauer über das Konzentrationslager Bergen-Belsen, südlich von Hamburg, informiert.

Erik: Wenige wissen, was wir in diesem Lager ausgestanden haben!

Hilke: Viele polnische Juden und auch Katholiken wurden bei Kriegsende aus verschiedenen Konzentrationslagern nach Schweden gerettet und konnten noch im selben Jahr ihre Erlebnisse erzählen. Diese Berichte wurden aufgeschrieben, und einige der Erzählungen sind in einem Buch enthalten, das ich gerade gelesen habe. Ich kann verstehen, warum niemand so etwas heute lesen will – es ist zu schrecklich!

Erik: Du mußt wissen, daß ich nicht so lange in Bergen-Belsen war, weil ich bald getötet wurde.

Hilke: Die Überlebenden, von denen ich gelesen habe, wurden so geplagt, daß sie fast starben. Dann wurden sie halbtot zusammengeschlagen und gefoltert wieder freigelassen, und anschließend fing es wieder von vorne an. Und während all der Jahre bekamen sie viel zuwenig zu essen, hatten es schwer zu schlafen – mehrere im selben Bett und mit Wanzen – und mußten schwer arbeiten, so daß sie fast umkamen.

Erik: Dem bin ich entgangen.

Hilke: Es waren Millionen, die in Europa und den verschiedenen KZs nicht überlebten. Viele wurden auf der Stelle erschossen, auch die, die sich weigerten, den schrecklichen Befehlen zu gehorchen, andere zu schinden. Und ungeheuer viele wurden vergast, mußten in geschlossenen Räumen giftiges Gas statt Luft einatmen, bis sie starben.

Erik: Hilke sollte die Höllenqualen derer, die so etwas gemacht haben, verjagen.

Hilke: Sowohl Du als auch Martin habt von den Höllenqualen geschrieben, die die Menschenschinder ausstehen müssen. Wie meinst Du, daß ich sie verjagen könnte?

Erik: Du hast ja einige in die Menschenweihehandlung mitgenommen. Da hast Du ihre Höllenqualen für eine Weile verjagt. Hilke hat mehreren hundert Menschenschindern helfen können.

Hilke: Während der Hitlerzeit wurde man dazu erzogen, daß der Stärkere recht hat, sich das Recht nimmt. Das Christentum wurde verachtet, denn da stehen Mitleid und Verzeihen im Vordergrund und daß der Stärkere dem Schwächeren hilft.

Es muß für diese Nazis schwer sein, sich entsprechend innerlich umzustellen!

Erik: Das ist logisch gesehen unmöglich, aber das können sie in der Menschenweihehandlung lernen.

Hilke: Das kann ich verstehen. Die ersten Male war das so erschütternd, daß ich die ganze Zeit geheult habe. Du sagtest, das käme wegen der großen Schmerzen dieser Menschenschinder. Aber letzten Sonntag habe ich kaum geweint.

Erik: Da waren sie schon froher.

Hilke: Kann ich genügend viele erreichen?

Erik: Das glaube ich.

Hilke: Soll ich damit weitermachen, oder gibt es etwas anderes, was ich tun sollte?

Erik: Du kannst sie in Deine Gebete mitnehmen. Das Vaterunser, wie es Rudolf Steiner gebetet hat, ist am besten geeignet dafür.

Hilke: Danke, Erik!

Fünftes Gespräch

Hilke: Hallo Erik, was willst Du schreiben?

Erik: Ich will über Christus schreiben.

Hilke: Ja, ich habe schon auf die Fortsetzung gewartet!

Erik: Du hast wissen können, daß ich über Christus erzählen kann. Das ist der beste Freund in unserem Leben.

Hilke: Ist das so?

Erik: Niemand weiß das, was Christus über Dich weiß, auch Du nicht.

Hilke: Sonst erlebe ich Dich selber als einen so guten Freund. Du kennst mich so gut, kommst mit guten Ratschlägen und auch Anmerkungen, die im Moment schmerzlich sein können, aber hilfreich auf Sicht sind. Aber ich erlebe nie etwas Verurteilendes von Dir, lieber Erik, nur Wertschätzung und Liebe.

Hast Du das von Christus gelernt?

Erik: Du hast recht. Ich habe das alles von Christus gelernt.

Hilke: Darf ich fragen, wann Du in diese gute Schule gegangen bist?

Erik: Das war, bevor ich geboren wurde. Das Wort war da, aber wurde nur von wenigen gehört, die während der Hitlerzeit verfolgt worden sind. Viele wurden verfolgt, aber nicht alle konnten das Wort erfassen, weil sie nicht vorher schon Gefangene in der Hölle waren.

Hilke: Also diejenigen, die schon Gefangene in der Hölle gewesen waren, konnten besser verstehen, was Christus für uns Menschen bedeutet? Hast Du es so gemeint? Willst Du noch mehr darüber sagen?

Erik: Du weißt nicht, daß wir schon in früheren Zeiten Gefangene in der Hölle waren, weil wir böse waren.

Hilke: Wie sind wir denn wieder aus diesem Gefängnis herausgekommen?

Erik: Wir sind wieder aus diesem Gefängnis herausgekommen, indem wir wiedergeboren und selber verfolgt wurden.

Hilke: Aber das reicht doch wohl nicht, um so durch und durch christlich zu werden, wie Du es zu sein scheinst!

Erik: Nein, das reicht nicht, sondern jemand hat gute Gedanken für einen gehabt. Für einen gebetet, daß man Christus finden könne. Jemand, der einen kannte und einem wohlwollte.

Hilke: In unserer Zeit sind es wohl wenige, die solche Gebete beten!

Erik: Ja, leider. Das war in vergangenen Zeiten.

Hilke: Wie könnten wir heute all denen helfen, die Böses getan haben oder verfolgt worden sind und die wir ja nicht kennen? Gibt es etwas, was Du uns raten kannst?

Erik: Niemand kann zu Christus kommen, der es nicht selber will.

Hilke: Ja, das wäre gegen unsere Freiheit.

Täglich das Vaterunser beten

Aber wie kann man davon mehr erfahren, mehr Kenntnisse über das Christuswesen bekommen, um es suchen zu können?

Erik: Wir müssen für die, die böse sind und die verfolgt werden, beten. Für alle, von denen wir in den Zeitungen lesen und im Fernseher sehen.

Hilke: Das ist eine große Herausforderung! Wie sollen wir beten?

Erik: Wir können das Vaterunser für sie beten.

Hilke: Für alle auf einmal?

Erik: Ja, aber jeden Tag.

Hilke: Und glaubst Du, daß das helfen kann, auch wenn wir nur wenige Menschen sind, die dies wissen und diese Aufgabe übernehmen?

Erik: Ja. Das ist eine große Hilfe für sie, wenn sie in die geistige Welt kommen.

Hilke: Nun muß ich daran denken, daß Christus im Vaterunser ja gar nicht genannt wird!

Erik: Das macht nichts. Das führt sie zu Christus, wenn sie sterben.

Hilke: Gilt das auch für Muslime und Gläubige anderer Religionen?

Erik: Ja, sie sehnen sich auch nach Christus, aber sie nennen ihn anders.

Hilke: Das klingt begreiflich. – Willst Du mehr über Christus erzählen?

Erik: Ich möchte wissen, warum Du nicht danach gefragt hast, wie es kommt, daß wir, die wir nicht sprechen können, so viel mehr über Christus wissen als ihr, die ihr so viel mehr wißt als wir.

Hilke: Genau dies wäre meine nächste Frage gewesen!

Wie kommt es, daß ihr, die ihr nicht sprechen könnt, so viel mehr über Christus wißt als wir anderen Menschen? Ich verstehe immer besser, daß es ein unvorstellbares Leiden sein muß, nie seine Meinung sagen zu können, seine Bedürfnisse und Wünsche zu äußern, nie etwas berichtigen zu können, sondern nur als Vollidiot betrachtet zu werden.

Erik: Das ist wahr, und das hilft uns, unsere Zuflucht in die geistigen Welten zu nehmen. Und dort werden wir von Christus getröstet. Du verstehst uns besser als alle anderen. Darum können andere nicht viel wiedergeben von dem, was wir euch sagen wollen.

Erik: Du kannst dies allen schicken, denen Du es schicken willst.

Hilke: Jetzt hast Du wieder auf meine unausgesprochene Frage geantwortet. Aber wenn es besondere Menschen gibt, von denen Du wünschst, daß sie es lesen, so gib mir gerne einen Tip.

Erik: Das sind W. und Papa.

Sechstes Gespräch

Hilke: Hallo Erik, I. war sehr froh und glücklich über das, was Du über Christus geschrieben hast!

Erik: Unterdessen hat auch Markus mit Dir geschrieben.

Hilke: Ja, während wir in Paris waren. Aber er hat nicht so allgemein über Christus geschrieben, sondern spezielle Ratschläge für spezielle Personen.

Erik: Er hat nicht von Personen geschrieben, die nichts über Christus zu wissen brauchen. Das kann ich machen. Das möchte ich gerne.

Hilke: Und das brauchen die Leute, daß sie zu wissen bekommen, was Du uns da vermitteln und sagen kannst!

Erik: Es braucht mehr Menschen, die zum Vater beten.

Hilke: Auf welche Weise, Erik?

Erik: Auf die Weise, wie Du mit Markus betest.

Hilke: Mit Dir pflege ich ja das gewöhnliche Vaterunser zu beten. Markus wollte, daß wir die Version des Vaterunsers beten, die Rudolf Steiner gebetet hat. Wir haben es jetzt in Paris erst auf Deutsch gebetet, und dann hat er sich gewünscht, daß wir es auf Schwedisch beten.

Erik: Auf Deutsch ist sie am besten, aber auch die auf Schwedisch ist gut.

Hilke: Und Martin meinte, man sollte sie mit der Hand abschreiben.

Erik: Das stimmt.

Hilke: Willst Du noch mehr darüber sagen?

Erik: Nein.

Siebtes Gespräch

Erik: Ich will wieder über Christus schreiben. Das ist jetzt gerade das Wichtigste. Christus ist die ganze Zeit mit uns.

Hilke: Mit allen Menschen oder nur mit bestimmten?

Erik: Mit allen Menschen. Wir sind alle eins in Christus.

Hilke: Ist es nicht sehr schmerzlich für ihn, so nahe mit Menschen zusammenzuleben, die noch immer mit dem vorchristlichen „Auge um Auge, Zahn um Zahn" leben, Rache statt Vergebung? Ebenso mit all dem Bösen, das uns verführt?

Erik: Gebrochene Versprechen und andere Gräßlichkeiten kann Christus tragen, aber nicht den Ich-Egoismus listiger oder verschlagener Menschen. Der zerstört den himmlischen Anteil im Menschen.

Wenn man nur sich selbst liebt

Hilke: Wie drückt sich der Ich-Egoismus der Menschen aus? Kannst Du einige Beispiele dafür nennen?

Erik: Der Ich-Egoismus hat viele Gesichter. Es ist ja klar, daß man nicht zu angenehmen Stellen im Himmel kommen kann, wenn man überhaupt nicht lieben kann. Aber das Schlimmste ist, daß man aus der Hölle nicht loskommen kann, wenn man es auch dort nicht schafft, über seinen Ich-Egoismus hinwegzukommen. Da geht man für die Menschheitsentwicklung verloren.

Hilke: Da scheint es einen Unterschied zwischen gewöhnlichem Egoismus und Ich-Egoismus zu geben, nicht wahr?

Erik: Das ist ein großer Unterschied. Du hast recht. Gewöhnlicher Egoismus bedeutet nicht, daß man nicht lieben kann. Aber Ich-Egoismus bedeutet, daß man überhaupt nichts anderes liebt als sich selbst.

Hilke: Auch nicht die Natur oder Tiere oder die Wahrheit oder so?

Erik: Nein, überhaupt nichts.

Hilke: Glaubst Du, daß es heute solche Menschen gibt?

Erik: Ja, leider.

Hilke: Kennen wir welche?

Erik: Nein, die sind an anderen Stellen. Die können nicht mehr geboren werden und etwas dazulernen. Die werden noch mehr werden, wenn das Christentum sich nicht ausbreitet. Dann geht die Erde vermutlich unter. Wir müssen lernen, liebevoll zu werden.

Hilke: Wirklich, Erik, das müssen wir lernen.

Jetzt muß ich Mittagessen machen und freue mich darauf, nachher wieder mit Dir zu schreiben, und ich freue mich auf all das Neue, das Du erzählst.

Jetzt können wir weitersprechen.

Erik: Wir können nicht zu einem Verständnis des Himmels kommen, wenn wir nicht dem Ich auf den Grund gehen, so daß wir zu einer

Auffassung darüber kommen, was das Ich ist. Das Ich ist eine gute trauliche himmlische Hilfe auf dem Wege zu einer ordentlichen Entwicklung. Der Himmel weiß, daß wir das Ich für unsere Entwicklung brauchen. Aber es muß in Selbstlosigkeit verwandelt werden, sonst können wir nicht weiterkommen.

Hilke: Und da kommt wohl die christliche Botschaft zur Geltung?

Erik: Ja, so geht es zu. Mit Hilfe der christlichen Botschaft können wir unseren Egoismus in Selbstlosigkeit verwandeln.

Hilke: Jetzt verstehe ich die Waldorfpädagogik besser. Die Kinder haben so viele Fächer, wissenschaftliche, verschiedene künstlerische, verschiedene Arten von Handwerk, so daß alle Kinder in irgendeinem Fach gut sein können. Da brauchen sie nicht miteinander zu konkurrieren, sondern können lernen, einander zu helfen, besser zu werden. Auch ohne Zeugniskonkurrenz.

Erik: Das ist richtig.

Die Gesetze müssen durch Volksabstimmungen gestiftet werden

Hilke: Gibt es etwas, was wir gewöhnlichen Leute tun können, um einander zu dem Ziel zu verhelfen, das Du beschrieben hast?

Erik: Das verstehst Du ja selber, daß wir zusammenhelfen müssen, um das Leben nach dem Dreigliederungsgedanken zu ordnen.

Hilke: Nämlich?

Erik: Daß das Wirtschaftsleben nur das produziert, was die Menschen brauchen, und daß niemand dadurch reicher werden kann, daß er andere übervorteilt. Dadurch, daß nur die Besten die Unternehmen leiten, diese aber nicht das Kapital besitzen. Daß sich niemand in den Unterricht einmischt außer den Lehrern selbst und daß das kulturelle Leben völlig freistehend ist.

Hilke: Und der Staat?

Erik: Die Gesetze werden von den Menschen selber beschlossen.

Hilke: Jetzt werden die Gesetze durch Vertreter, durch Parteien, die die Menschen wählen, und deren Repräsentanten im Parlament beschlossen.

Erik: Die Gesetze müssen durch Volksabstimmungen gestiftet werden.

Hilke: Markus und ich hörten vorige Woche in Paris ein wunderbares Konzert in Saint Chapelle, der früheren Palastkapelle der ehemaligen königlichen Residenz Palais de la Cité. Sie besteht fast nur aus hohen, schönen, mittelalterlichen Glasfenstern, und um dorthin zu kommen, muß man durch das Gerichtsgebäude gehen. Dort stehen mit großen Buchstaben über dem Eingang die Worte: „liberté, égalité, fraternité", Freiheit, Gleichheit, Brüderlichkeit. Und jetzt schilderst Du die Brüderlichkeit im Wirtschaftsleben, die Gleichheit der Menschen untereinander in bezug auf die Gesetze und die Freiheit für das kulturelle Leben!

Erik: So habe ich die Dreigliederung verstanden. Wir müssen brüderlich werden in bezug auf die Naturschätze und deren Veredelung und Verteilung. Wir müssen frei und schöpferisch werden in bezug auf das Geistesleben, und wir müssen uns ebenbürtig fühlen können, um beurteilen zu können, welche Gesetze wir benötigen.

Hilke: Das sind ja enorme Einsichten. Wie hast Du die nur erwerben können?

Erik: Kling hat ja einiges erzählt, und das andere hat Martin erzählt.

Hilke: Da könnten ja Du und Martin unsere Lehrer werden!

Erik: Aber wir können ja nicht sprechen.

Hilke: Das ist leider wahr, aber ihr könnt ja so unerwartet und unglaublich gut mit FC schreiben! Darf ich fragen, ob Martin von seinen Einsichten auch den anderen erzählen kann, die bei Johannes Klings Ausführungen dabei waren, welche ihr euch ja so heftig gewünscht hattet?

Erik: Das hat er gemacht.

Hilke: Wie gehen wir jetzt weiter? Oder willst Du noch mehr sagen, bevor wir zurück nach F. fahren? Dürfen andere dieses Gespräch lesen?

Erik: Du kannst es allen geben, denen Du es geben willst.

Hilke: Danke, lieber Erik! Und ich freue mich schon auf eine Fortsetzung! Du hast uns gewöhnlichen Leuten so Wesentliches beizubringen, uns, die wir immer geglaubt haben, daß wir so viel klüger sind als ihr, die ihr Autismus habt. Ja, ohne FC wäre es wohl dabei geblieben.

Erik: Gerne komme ich wieder hierher und erzähle mehr.
Hilke: Prima!

Achtes Gespräch

Hilke: Hallo Erik, was willst Du schreiben?
Erik: Ich will damit weitermachen, über Christus zu schreiben.
Hilke: Das freut mich!
Erik: Christus ist in uns allen und wir in ihm. Kinder sind dafür mehr offen, aber auch wir, die nicht sprechen können, sind mehr offen für ihn.
Hilke: Das ist ja dann wenigstens ein Vorteil bei eurem traurigen Schicksal, nicht sprechen zu können! Kinder sind also offener für Christus.

Ihr habt Christus mit eurem egoistischen Denken gekreuzigt

Warum sind wir gewöhnlichen Erwachsenen es nicht mehr?
Erik: Weil ihr Christus wieder kreuzigen konntet. Ihr habt Christus mit eurem egoistischen Denken gekreuzigt.
Hilke: Auf Golgatha soll Christus aus eigener Kraft wieder zu einem ewigen Leben auferstanden sein.
Erik: Das kann er auch jetzt, wenn wir lernen, ordentlich um Hilfe zu beten, daß Christus in unseren Herzgedanken mit dabeisein kann.
Hilke: Gibt es dafür ein besonderes Gebet, oder wie sollen wir das machen?
Erik: Wir können das Vaterunser beten.
Hilke: Ja, weil das ja Christi eigenes Gebet an seinen Vater war, könnten wir es sozusagen mit ihm zusammen beten. Daran habe ich früher nicht gedacht, und ich weiß auch nicht, ob das richtig gedacht ist.
Erik: Das ist richtig gedacht.
Hilke: Danke! Du hast geschrieben, daß außer den Kindern auch ihr, die ihr nicht sprechen könnt, mehr offen für Christus seid. Weißt Du, ob das auch für andere gilt, die sich nicht durch Sprache ausdrücken können, die aber nicht Autismus haben? Ich denke da an die, die z.B. das Rett-Syndrom haben oder Zerebralparese oder einen Gehirnschaden

nach einem Verkehrsunfall oder das Down-Syndrom. Weißt Du, ob das auch für diese gilt? Haben auch sie eine größere Nähe zu Christus?

Erik: Das ist verschieden. Die meisten, aber nicht alle.

Neuntes Gespräch

Das umgekehrte Vaterunser und die Menschenweihehandlung

Hilke: Hallo Erik, heute ist Sonntag, und wir haben den ganzen Nachmittag für uns.

Erik: Mama hat viele unglückliche Menschen in die Menschenweihehandlung mitnehmen können.

Hilke: Ich habe versucht, viele einzuladen, und es ist schön, wenn Du erleben konntest, daß einige dabeisein konnten. Habe ich es richtig gemacht, oder kann ich es noch besser machen?

Erik: Etwas besser kannst Du es noch machen. Du kannst das Gebet der Erkenntnis für sie beten.

Hilke: Was ist das für ein Gebet?

Erik: Das ist das umgekehrte Vaterunser, so wie Rudolf Steiner die Erde damit gespeist hat bei der Grundsteinlegung des ersten Goetheanums.

Hilke: Du schreibst, daß er die Erde damit gespeist hat? *(auf Schwedisch eher „gefüttert")*

Erik: Ja, er hat die Erde damit gespeist. Es war die Erde, die es zu hören bedurfte.

Hilke: Erzähle mehr!

Erik: Das war eine außerordentlich neue Hilfe für die Erde, dies zu hören.

Hilke: Soll ich das für die Nazi-Menschenschinder und die zu Tode geplagten Menschen zusammen mit dem Vaterunser beten, z.B. vorher oder nachher, oder soll ich es während des Gottesdienstes beten?

Erik: Du kannst es morgens vor dem Vaterunser beten.

Hilke: Das werde ich versuchen. Ich glaube auch, daß ich dies „umgekehrte Vaterunser" finden kann. Ich bin so froh, daß Du dabei mithelfen willst! Diese unglücklichen Menschen, können sie die Botschaft der Menschenweihehandlung in sich aufnehmen?

Erik: Das können sie.

Hilke: Wie gut! Dann muß ich sagen, daß Du so ruhig und still sein konntest während dieser Menschenweihehandlung!

Erik: Lange konnte ich ruhig sein, aber nicht die ganze Zeit.

Hilke: Gibt es etwas, wodurch ich Dir in Zukunft helfen kann, ruhig und still sein zu können?

Erik: Nein, Du hilfst mir schon jetzt, indem Du selber ruhig bist.

Hilke: Was willst Du noch sagen?

Erik: Das ist, daß ich jeden Sonntag hingehen will.

Hilke: Das werden wir versuchen. Was sollen wir mit Z.? Er kann nicht glauben, daß ihr gewöhnliche, kluge Menschen seid, die sich an frühere Leben erinnern und tiefere Einsichten in die geistige Welt haben können als wir gewöhnlichen Leute, sondern er glaubt, daß ich selber alles auf eine spiritistische Art und Weise zusammenschreibe.

Erik: Er wird es besser verstehen können, wenn Du ihn lesen läßt, was ich darüber geschrieben habe, wie man autistischen Kindern helfen kann.

Zehntes Gespräch

Hilke: Hallo, lieber Erik, was willst Du sagen?

Erik: Ich will weiter über Christus sprechen. Hilke hat nicht mit mir üben können, die Kommunion zu mir zu nehmen.

Hilke: Markus wollte in Paris bei einer Messe in seiner „kleinen Kirche" dabei sein und auch an der Kommunion teilnehmen. Aber dann hat es ihn gereut, und er schrieb, daß dies nicht mehr für ihn gültig sei, sondern jetzt sei es in der Christengemeinschaft, wo er zur Kommunion gehen wolle. Das sei jetzt für ihn gültig. Da schlug er vor, daß wir einen Priester bitten sollten, die Menschenweihehandlung für euch zu halten, die ihr sonst nicht dabeisein dürft, weil ihr „stört". Und da dachte ich, ihr solltet eine Art Konfirmandenunterricht bekommen, wie es sonst die Kinder vor ihrer ersten Kommunion bekommen.

Erik: Das ist eine gute Idee, aber wir müssen vorher noch üben, Brot und Wein entgegenzunehmen, damit wir es nicht fallen lassen.

Hilke: Das ist wohl vor einigen Jahren geschehen, als wir versuchten, nach vorne zur Kommunion zu gehen und der Priester nach dem

Gottesdienst ein kleines Brotstück auf dem Boden fand und deshalb nicht wollte, daß einer von euch nochmal nach vorne zur Kommunion kommt. Damals verstand ich, daß euch niemand erklärt hatte, wie das zugeht, und jetzt verstehe ich, daß man es vorher mit gewöhnlichem Brot und Saft üben muß.

Erik: Du hast recht, wir brauchen noch mehr Vorbereitung.

Hilke: Was bräuchte es noch mehr als Vorbereitung?

Erik: Wir müßten etwas über den Aufbau der Menschenweihehandlung hören und wie Christus durch die Kommunion zu uns kommen kann.

Hilke: Du bist ja einige Male in der Kirche bei der Menschenweihehandlung dabeigewesen und hast die Menschen die Kommunion entgegennehmen sehen. Hast Du etwas erlebt von der Verwandlung des Brotes und des Weins in Christi Leib und Christi Blut? Oder was bei der Kommunion geschieht?

Erik: Nein, ich habe nichts Spezielles gerade dabei erleben können, allerdings erlebte ich, daß Christus anwesend war.

Hilke: Falls wir einen Priester dazu gewinnen können, sich zu einem vorbereitenden Treffen mit euch, die ihr nicht sprechen könnt, und zu einem Gottesdienst bereitzuerklären, wer von euch wäre wohl interessiert, daran teilzunehmen?

Erik: Markus, Andreas, Martin und ich sowie mindestens sieben weitere, ebenso die Mitarbeiter von F.

Elftes Gespräch

Hilke: Hallo Erik, was willst Du heute sagen?

Erik: Ich will sagen, daß Du gut meditiert hast. Du hast auch das Gebet der Erkenntnis meditiert. Das war eine gute Tat.

Hilke: Ja, ich habe es finden können, und das fühlte sich in diesem Zusammenhang richtig heftig an. Jetzt erinnere ich mich auch, daß Rudolf Grosse einmal in einem Vortrag gesagt hat, daß man mit diesem Gebet den absolut tiefsten Boden erreicht hat. Tiefer kann man nicht mehr fallen. Das bedeutet ja zugleich auch, daß es, wenn man diesen absolut tiefsten Boden erkennt und erlebt, dann nur noch aufwärtsgehen kann.

Erik: Vielleicht ist das so. Wenn man nicht steckenbleibt.

Hilke: Wir wollen hoffen, daß sich so viele wie möglich nach oben wenden!

Erik: Das wollen wir.

Hilke: Aber Du verstehst wohl, wie erstaunt ich immer noch bin, wenn Du so exakt weißt, was ich meditiert habe und wie es mir gelungen ist! Du hast ja während der Zeit geschlafen, ich habe Dich im Nebenzimmer schnarchen hören, und ich habe nichts gesagt. Und trotzdem fühle ich mich nie „belauscht", sondern erlebe immer Deine warme Hilfsbereitschaft.

Erik: Ich weiß, was Du denkst.

Hilke: Aber ich weiß ja selbst so etwas nicht, z.B. ob es mir geglückt ist und was es für andere bedeutet.

Erik: Christus sagt es mir, zumindest dann, wenn damit jemand anderem geholfen wurde.

Ehemalige Nazis im Kultus anwesend

Hilke: Martin hat geschrieben, daß die Erlebnisse der Nazi-Menschenschinder nach dem Tod, wo man ja selber erleben muß, was die Opfer durch einen im Leben erlebt haben, unbeschreiblich schrecklich sind und daß sie in der Hölle gelandet und dort steckengeblieben sind. Da warst es ja Du, Erik, der mir geantwortet hat, daß ich sie ja in die Menschenweihehandlung mitnehmen könne, und dann hast Du mir erklärt, warum ich die ganze Zeit heule, daß ich ihr unglückliches Leiden miterlebe. Nicht wahr?

Erik: Das ist wahr.

Hilke: Und Martin hat geschrieben, daß ich jetzt damit weitermachen muß, sonst sinken sie wieder nach unten, und das wäre schlimmer, als wenn ich gar nicht damit angefangen hätte. Da könnten sie mich auch selber mit herunterziehen, und nur Christus könnte mich zu Ostern wieder retten. Glaubst Du, daß ich das richtig verstanden habe?

Erik: Das hast Du.

Hilke: Dann lade ich sie auch zum Vaterunser ein, und das fühlt sich jetzt mit dem „umgekehrten" Vaterunser richtig an.

Erik: Du hast recht. Damit sollst Du weitermachen.

Hilke: Gestern, nach der Handlung, hast Du ja geschrieben, daß viele von ihnen dabei waren.

Erik: Das stimmt. Das waren Tausende.

Hilke: Du hast ja auch vorgeschlagen, daß ich die mitnehmen könnte, die seither und bis jetzt Menschenschinder waren. Ja, und ich lade natürlich auch die Opfer ein. Ich mache es einfach, so gut ich es kann, indem ich mir einige vorstelle, von deren Leiden ich gehört oder gelesen habe, und ich fühle mich offen. Ist das gut so?

An die Pforte der Hölle anklopfen

Erik: Ja. Du kannst noch mehr tun, indem Du zur Hölle gehst und um Erlaubnis bittest, sie mitzunehmen.

Hilke: Wie macht man das?

Erik: Man geht zur Pforte und klopft an.

Hilke: Wie macht man es denn, daß man zu dieser Pforte kommt? Ich sehe sie ja nicht. Sollte ich vielleicht vorher an das Gebet der Erkenntnis denken?

Erik: Nein, Du sollst nicht zu der Pforte der Hölle gehen. Du kannst das noch nicht genügend.

Hilke: Thomas (*Thomas ist ein anderer Erwachsener, der sich mit dem Mund sehr schlecht ausdrücken kann und mit dem ich schreibe. Er hat sich auf eigene Initiative in unsere Gespräche eingehakt. Diese Menschen können offensichtlich miteinander auf mentale Art kommunizieren, und das Thema war ihm anscheinend wichtig. H.O.*) hat geschrieben, daß ich auch die Seelen einladen sollte, die noch fester steckengeblieben sind und nun in Ahrimans Dienst gegen die Menschheit arbeiten und uns die ganze Zeit über negativ beeinflussen. Die, die zu ihrem eigenen Nutzen die Tempelritter ausgerottet haben, und einige aus der Hitlerzeit. Aber Martin hat geschrieben, daß das zu gefährlich für mich selber sei, das könnte ich nicht schaffen. Also lasse ich es bleiben.

Erik: Das mußt Du Martin überlassen.

Hilke: Martin hat mir auch erklärt, welche karmischen Voraussetzungen gerade ich habe, um so helfen zu können. Keine lustigen Sachen!

Erik: Und die sollst Du auch niemandem erzählen.
Hilke: Nein. Es ist leicht, das bleiben zu lassen!

Zwölftes Gespräch

Kontakt zu dem eigenen Engel

Hilke: Hallo Erik, worüber willst Du heute sprechen?
Erik: Ich will weiter über Christus sprechen.
Hilke: Gerne!
Erik: Wir müssen wissen, daß es ja für uns eine Möglichkeit gibt, ein gutes Verständnis zu erreichen mit Hilfe unseres guten Freundes, dem Engel.
Hilke: Da ist die Frage, wie wir zu dieser Möglichkeit kommen.
Erik: Wünscht man sich die Hilfe seines Engels, dann kann man mit ihm in Kontakt kommen. Dann kann er die Wirkung Christi im eigenen Leben erklären.
Hilke: Das habe ich nicht gewußt, und deshalb habe ich es noch nie ausprobiert. Für die meisten Menschen ist ja schon der Gedanke schwierig, daß man einen eigenen Engel um sich hat.
Erik: Das hat man, aber er hält sich zurück, um uns frei zu lassen.
Hilke: Wie kann man ihn denn spüren oder von ihm wissen?
Erik: Das kann man, indem man auf sein Leben schaut und die verschiedenen Personen sieht, die etwas im Leben für einen bedeutet haben, und sieht, wie es sich gefügt hat, daß man sie getroffen hat. Da kann man die Hilfe des Engels sehen.
Hilke: Dann ist er es, der weiß, was für unsere Entwicklung als Mensch von Bedeutung sein wird?
Erik: Ja, er ist es, der einen zu der Person führt, die etwas für einen bedeutet.
Hilke: Und da kommt es auf mich an, einen Blick für diese Person zu haben?
Erik: Das ist richtig. Du weißt nicht, daß Du diesen Menschen brauchst, bevor Du ihn getroffen hast.
Hilke: Gilt das auch für Menschen, die unsympathisch sind oder einem geradezu schaden?

Erik: Das sind oft die, die am meisten für unsere Entwicklung bedeuten.

Hilke: Aber nicht, wenn man durch sie zugrunde geht, nicht wahr?

Erik: Der Engel hilft einem, indem er uns wieder hinaufstupst.

Hilke: Also wenn man sich am eigenen Schopfe packt, anstatt sich z.B. dem Alkohol zu ergeben, dann kann das durch den Beistand des eigenen Engels glücken, auch wenn man nichts davon weiß?

Erik: So ist es. Bekommen wir auf solche Weise Hilfe, dann ist es immer unser Engel, der uns geholfen hat.

Hilke: Das, was Du nun schreibst, kann mir wirklich helfen, auf meinen Engel aufmerksam zu werden und dadurch vielleicht mit ihm in Kontakt kommen zu können.

Erik: Du hast ja schon damit angefangen, mit ihm in Kontakt zu kommen, indem Du ihn abends bittest, Dir zu helfen, tiefer zu meditieren.

Hilke: Das habe ich auf Deinen Rat hin getan, und es scheint zu helfen, aber das ist einstweilen noch ein mehr unbewußter Kontakt.

Erik: Das ist ein guter Anfang. Vielleicht kannst Du jetzt, nachdem Du damit angefangen hast, tiefer zu meditieren, Deinen Engel auch erleben. Du kannst auch mit ihm zusammen meditieren.

Hilke: Jemand hat vor sehr langer Zeit einmal zu mir gesagt, daß ich mich von meinem Engel als „Menschenseele" angesprochen fühlen kann, wenn ich den „Grundstein" meditiere. In der letzten Zeit fühlt es sich allerdings so an, als ob einem mehrere geistige Wesen dies zuriefen.

Erik: Das sind alle Hierarchien, die uns dies zurufen.

Hilke: Da heißt es also, aufmerksamer zu lauschen.

Erik: Mit Deiner Aufmerksamkeit kannst Du sie bald hören. Du kannst sie wirklich jetzt schon hören.

Hilke: Du hast sicher noch mehr zu schreiben, oder sollen wir jetzt aufhören?

Erik: Es ist schön, so große Zusammenhänge zu entwickeln. Du machst es mir leicht, mich auszudrücken.

Hilke: Darf ich fragen, auf welche Weise ich es Dir leicht mache?

Erik: Indem Du meine Hand stützt. Und indem Du vernünftige Fragen stellst. Das macht es mir leicht, gute Sachen zu schreiben.

Hilke: Dafür sollst Du Dank haben. Aber ich stelle ja nur Folgefragen zu dem, was Du schreibst. Das Wichtige für mich ist, daß Du das sagen kannst, was Du selber willst und was Du nicht auf andere Weise sagen kannst. Dann zeigst Du ja immer, wenn ich an der Reihe bin.

Erik: Du hast heute nicht zu Mittag meditiert.

Hilke: Das ist wahr. Findest Du, es wäre am besten, wenn ich es jetzt machen würde, Viertel nach acht am Abend, oder bevor ich schlafen gehe oder wenn ich es ganz sein ließe?

Erik: Du kannst es machen, bevor Du Dich zu Bett legst.

Dreizehntes Gespräch

Hilke: Hallo Erik, was willst Du sagen?

Erik: Ich will von Christus schreiben. Er will uns dabei helfen, einander zu vertrauen.

Hilke: Diese Hilfe braucht es wirklich!

(Dann schrieb er ganz persönliche Ratschläge und Gesichtspunkte.)

Vierzehntes Gespräch

Hilke: Hallo Erik, was willst Du erzählen?

Erik: Ich will zu einer ordentlichen Erkenntnisarbeit über Christus kommen. Das kann man, indem man jeden Tag etwas über Christus meditiert.

Hilke: Mit einem Gebet, einem Mantram, einem Gedanken oder einer Frage?

Erik: Ich schlage vor, daß man sich etwas aneignet oder tut, was man jeden Tag fortsetzen kann, z.B. jeden Tag ein Stück in der Bibel zu lesen.

Hilke: Ein sehr guter Vorschlag! Ich gehe davon aus, daß Du das Neue Testament mit den vier Evangelien meinst. Ist es da ein bestimmtes Evangelium, das Du empfehlen willst?

Erik: Ja, das Johannesevangelium.

Hilke: Ja, das ist das am meisten geistige Evangelium mit der einfachsten Sprache. Das war das Evangelium, nach dem die Katharer gelebt haben.

Erik: Das waren gute Menschen, die keinem etwas Böses zufügen konnten. Sie könnten uns lehren, wie man friedlich miteinander leben kann.

Hilke: Ich bewundere sie so sehr mit ihrer reinen Lehre, ihrer Selbstlosigkeit, ihrer Anspruchslosigkeit und Liebesfähigkeit. Markus hat erzählt, daß man sie zum Katholizismus bekehren wollte, weil man fürchtete, der Islam würde ganz Europa erobern, wenn die Christenheit nicht geeint sei.

Erik: Das ist wahr. Aber dann hat man sie lebend verbrannt, und das war ein schlechter Einsatz.

Hilke: War Papst Innozenz III (1198-1216) schuld daran?

Erik: Nein, Innozenz III wollte sie bekehren.

Hilke: Jetzt sind wir bei einem Thema, von dem ich nicht weiß, ob Du die Absicht hattest, darüber zu schreiben.

Erik: Er wollte ja wirklich die Christenheit retten.

Hilke: Das ist ein Gesichtspunkt, von dem ich mich nicht erinnern kann, daß ich ihn gehört oder gelesen habe, als Papa und ich im Land der Katharer waren und auch einiges über sie gelesen hatten. Nur dadurch wird ja die ganze Verfolgung verständlich!

Fünfzehntes Gespräch

Für Christus brennen

Hilke: Hallo Erik, es ist schon spät, aber Du willst etwas schreiben.

Erik: Ich will sagen, daß wir anfangen müssen, für Christus zu brennen.

Hilke: Wie machen wir das?

Erik: Indem wir ihn bitten, alle guten Menschen zu ihm kommen zu lassen.

Hilke: Das verstehe ich nicht richtig. Läßt er sie sonst nicht zu sich kommen?

Erik: Nein, er wartet, bis sie es selber wollen.

Hilke: Reicht das nicht?

Erik: Nein, sie können ja nicht zu ihm kommen, weil sie nicht von ihm wissen.

Hilke: Meinst Du, daß er mehr aktiv werden und nicht nur auf sie warten sollte?

Erik: Ja, das meine ich.

Hilke: Aber wie steht es da mit der menschlichen Freiheit?

Erik: Das ist kein Widerspruch, denn sie können sich weigern zu kommen.

Hilke: Da hast Du ja recht. Dann wollen wir hoffen, daß wir ihn so intensiv bitten können, daß er darauf eingeht. Das scheint notwendig zu sein.

Erik: Das ist wirklich notwendig.

Hilke: Du hast auf der Buchstabentafel geschrieben, daß es nicht leicht ist, entwicklungsgestört zu sein, und daß es nicht Christus ist, der will, daß ihr es seid, sondern Ahriman. Willst Du noch mehr darüber sagen?

Erik: Es ist Ahriman, der will, daß wir nicht sprechen können.

Hilke: Es ist gerade eure Stimme, die es am allermeisten in unserer Zeit bräuchte, und die spricht nicht für die Sache Ahrimans.

Erik: So ist es.

Hilke: Aber da gibt es etwas, was ich mich frage. Wenn ihr nicht entwicklungsgestört wärt, sondern so wie wir, hättet ihr dann auch eure geistigen Einsichten haben können?

Erik: Die könnten wir trotzdem haben, und wir könnten auch für die geistige Entwicklung wirken.

Hilke: Wie hat denn Ahriman Macht über euch bekommen?

Erik: Das hat er, indem Hitler uns zu Tode plagen ließ.

Hilke: Wie hat denn Hitler eine solche Macht bekommen?

Erik: Die hat er von minimalen Menschen bekommen.

Hilke: Was sind „minimale" Menschen?

Erik: Menschen, die nicht wußten, wie böse er war.

Hilke: Und die ihn alle Macht bekommen ließen, könnte man sich denken. Ließ er sich von bösen Mächten verleiten und steuern?

Erik: Das ließ er. Das waren böse Mächte, die ihn inspiriert haben, und da bekam die Hölle Zugang zu uns. Wir wollten nicht mehr bei der Menschheitsentwicklung dabeisein, aber Christus bat uns, wiedergeboren zu werden. Aber wir konnten unser Nervensystem nicht genügend ausbilden.

Hilke: Warum konntet ihr das nicht?

Erik: Weil wir nicht genügend darüber wissen konnten.

Hilke: War es deshalb, weil ihr so bald wiedergeboren wurdet?

Erik: Nein, das war, weil Ahriman uns nicht wissen ließ, wie man es macht.

Hilke: Lernen die Menschen, die geboren werden sollen, sonst von Ahriman, wie man sein Nervensystem aufbaut?

Erik: Nein, aber er hinderte uns, es lernen zu können.

Hilke: Wart ihr denn noch zu verzweifelt durch die entsetzliche Art, wie ihr getötet wurdet?

Erik: Ja, wir waren zu verzweifelt, um uns an Ahriman vorbeidrängen zu können.

Hilke: Darf ich fragen, ob das für viele Menschen mit Autismus gilt?

Erik: Ja, das gilt für die meisten.

Hilke: Es klingt so erschütternd, daß Ahriman mit der Hilfe Hitlers auf diese Weise eine lichtere Entwicklung der Zivilisation verhindern konnte, u.a. dadurch, daß er gerade die spirituellen Menschen daran hinderte, ihre Stimme hören zu lassen.

Erik: Das ist wahr.

Hilke: Willst Du jetzt ins Bett gehen oder noch mehr schreiben?

Erik: Wir können morgen weiterschreiben.

Sechzehntes Gespräch

Hilke: Jetzt ist ein neuer Tag, und Du willst fortsetzen.

Erik: Wir können nicht zu Christus kommen, wenn wir nicht nebeneinandergehen können.

Hilke: Wie gehen wir nebeneinander?

Erik: Wir müssen zusammen gehen. Wir müssen Hand in Hand gehen.

Hilke: Aber brauchen wir nicht schon die Hilfe Christi, um so friedsam und vergebend zu werden, daß wir es schaffen, Hand in Hand zu gehen?

Erik: Das ist wahr. Aber um dann weiterzugehen, braucht es mehr.

Hilke: Wir sind doch wohl schon einige, die versuchen, Hand in Hand zu gehen.

Erik: Das geht noch nicht mit allen. Du kannst es ja bereuen, daß Du A und B nicht mit auf Deine Linie bekommen hast.

Hilke: Wenn ich das bereuen muß, dann bedeutet das doch wohl, daß ich es falsch gemacht habe oder zu wenig bewirkt habe.

Erik: Du hast getan, was Du konntest.

Hilke: Dann muß ich es vielleicht nicht bereuen, allerhöchstens traurig und enttäuscht sein, aber versuchen, in Zukunft mit ihnen Hand in Hand dem gleichen Ziel entgegenzugehen.

Erik: Christus will, daß ihr zusammenarbeitet.

Hilke: Vielen Dank dafür, daß ich jetzt erfahren habe, daß das wirklich so sein soll.

Zu Gott beten

Erik: Du kannst nicht wissen, daß Du nicht mehr zu Gott zu kommen brauchst, um weiterhin mutig hervorzuheben, was gut ist.

Hilke: Das klingt so, als ob man sonst erst zu Gott gehen müsse, um seine Ansicht zu vertreten.

Erik: Das sollte man.

Hilke: Wie macht man es denn?

Erik: Man betet zu Gott, um eine Erleuchtung zu erhalten, wie man in einer bestimmten Sache denken sollte.

Hilke: Darf ich fragen, warum Du meinst, daß ich selber dies nicht brauche?

Erik: Weil Du sowieso jeden Tag zu Gott betest.

Hilke: Ja, dann verstehe ich das besser. – Wie konnte es geschehen, daß ich A und B nicht mit auf meine Linie bekommen konnte?

Erik: Weil sie nicht jeden Tag zu Gott gehen.

Hilke: Sollten sie dies mit dem Vaterunser oder der Grundstein-Meditation oder etwas anderem machen?

Erik: Mit dem Vaterunser.

Hilke: Damit hätte ich mich gar nicht befaßt, wenn Du und Martin mich nicht dazu gebracht hätten zu verstehen, wie wichtig das Vaterunser ist!

Erik: Wie gut!

Siebzehntes Gespräch

Die Anthroposophie besser verstehen

Erik: Bald wird es notwendig sein, zu einem besseren Verständnis der Anthroposophie zu kommen.

Hilke: Wie können wir die Anthroposophie besser verstehen?

Erik: Der Inhalt muß uns am Herzen liegen.

Hilke: Wie können wir das besser machen?

Erik: Indem wir Christus bitten, uns zu helfen.

Hilke: Wobei helfen?

Erik: Christen zu werden.

Hilke: Gerne würden wir lernen, Christen zu werden, aber wie können wir es werden?

Erik: Das können wir, indem wir kommenden Generationen helfen.

Hilke: Wie können wir kommenden Generationen helfen?

Erik: Indem wir das Vaterunser beten, wie es Rudolf Steiner gebetet hat.

Hilke: Gehört denn das zur Anthroposophie?

Erik: Ja, im allerhöchsten Grad!

Hilke: Dann meinst Du, daß es nicht ausreicht, die Tat Christi, so wie sie durch die Anthroposophie geschildert wird, nur mit dem Kopf zu verstehen?

Erik: Es ist wichtig, sie zu verstehen, aber man sollte auch zu Christus beten.

Hilke: Aber das Vaterunser richtet sich ja nicht an Christus.

Erik: Das macht nichts, man betet es ja zusammen mit Christus, wie Du verstanden hast.

Hilke: Reicht das aus, um zu einem Christen zu werden?

Erik: Das reicht. Man sollte es jeden Tag beten.

Hilke: So soll es ja Rudolf Steiner selber sein ganzes Leben lang gemacht haben.

Achtzehntes Gespräch

Hilke: Hallo Erik, was willst Du selber erzählen?

Erik: Ich möchte gerne erzählen, daß Du von Christus über mein Schicksal hören sollst. Es hat seinen Hintergrund im Konzentrationslager. Du kannst gar nicht glauben, wie furchtbar das war!

Hilke: Du hast völlig recht. Jetzt habe ich fast fünf Bücher über die Hitlerzeit gelesen. Das ist so furchtbar, daß man sich unmöglich etwas so Unmenschliches vorstellen kann.

Erik: Du kannst gar nicht glauben, wie schrecklich es war, langsam zu Tode erstickt zu werden.

Hilke: Mindestens ebenso schrecklich muß es gewesen sein, die Unmenschlichkeit derer zu erleben, die das getan haben! Menschen ohne jegliches Mitleid zu erleben und ihnen ausgesetzt zu sein! Waren die zynisch, oder haben sie es genossen zu quälen?

Erik: Es waren zynische Sadisten.

Hilke: Da kann man ja wirklich den Glauben an die Menschheit verlieren!

Ich wollte nicht wiedergeboren werden

Erik: Das ist wahr. Ich wollte nicht wiedergeboren werden, aber Christus hat mich überredet, bei der Menschheitsentwicklung dabeizubleiben.

Hilke: Dafür soll er den allergrößten Dank haben! Es sind ja solche Menschen wie Du, auf die wir unsere Hoffnung setzen können, daß die Entwicklung vorwärtsgeht, und zwar in eine Entwicklung mit mehr Liebe und gegenseitigem menschlichen Verstehen!

Erik: Das ist ja wahr, aber die Erinnerungen sind so schlimm!

Hilke: Das ist mehr als wir, die es nicht selber erlebt haben, auch nur ahnen können. Sogar wenn ich nur darüber lese, kann ich mich von den Nazi-Grausamkeiten nicht befreien.

Erik: Es ist gut, daß Du versuchst zu verstehen. Das hilft uns, darüber hinwegzukommen.

Wir haben die Hölle auf Erden erlebt

Hilke: Das habe ich nicht gewußt. Das Dritte Reich war ja ein ganzes System von Furchtbarkeit. Alle diejenigen, die andere gequält und auf die abscheulichste Weise unter Verhör zu Tode gefoltert haben, so wie sie es mit Dir gemacht haben, wußten ja, daß sie selber dasselbe erleben müßten wie ihre Opfer, wenn sie nicht die Befehle ihrer Vorgesetzten ausgeführt hätten. Sogar diejenigen, die in führenden Positionen unter Hitler figurierten, hätten sofort ihr Leben eingebüßt, wenn sie nicht bei diesem Bösen mitgemacht hätten. Ja, sie fühlten sich sicher gezwungen, einander im Bösen zu übertreffen. Und sie wußten alle, was sie taten.

So bekamen Satan und der Teufel freie Hände, die Menschen zu verführen. Stimmt das?

Erik: So war es! Wir haben die Hölle auf Erden erlebt. Wir könnten es nicht teuflischer haben.

Hilke: Jetzt kann man ja hoffen, daß alle gelernt haben: diejenigen, die dem ausgesetzt waren, so wie Du, aber vor allem auch die Täter, als sie nach dem Tod erleben mußten, was ihr durch sie erlitten habt. Für sie muß es noch schlimmer gewesen sein, könnte ich mir denken.

Erik: Das ist wahr. Sie haben es noch schlimmer bekommen und wissen jetzt nicht, wie sie es ungeschehen machen sollen. Sie wollen es so gerne ungeschehen machen.

Hilke: Wie unendlich gut kann man das verstehen!

Erik: Das darf nicht noch einmal so geschehen.

Hilke: Haben denn nicht alle ihre Lektion gelernt?

Erik: Leider nicht. Diejenigen, die am schlimmsten waren, dienen jetzt Ahriman und anderen dunklen Mächten. Sie möchten die Menschheit vernichten.

Hilke: Das liegt ja ganz auf der Linie dessen, was Hitler und sein engster Führungskreis wollten. Zuerst alle die, die keine Deutschen waren und zu den sogenannten „minderwertigen Rassen" gezählt wurden, gegen Ende des Krieges dann auch die Deutschen selbst, da sie so untauglich in seinem Krieg gewesen waren, daß sie gerne untergehen könnten.

Aber was hätte Ahriman für einen Nutzen davon, wenn die ganze Menschheit ausgerottet würde?

Erik: Das weiß ich nicht. *(Er weigert sich weiterzuschreiben.)*

(Es handelt sich in diesem Zusammenhang bei der Nennung von Ahriman nicht um Ahriman, sondern um Sorat. Siehe die nachstehenden Fragen Seite 148 .

Wir haben aber Ahriman im Text wegen der Ursprünglichkeit des vorliegenden Dokuments stehengelassen; W.W.)

Hilke: Glaubst Du, daß einige von denen, die während der Hitlerzeit Opfer waren, die Kraft haben, ihren Menschenschindern zu vergeben? *(Auf der Buchstabentafel: „ich will nicht weiterschreiben das ist zu schaurig")*

(Später schrieb er: „Du sollst nicht glauben, daß Du oder jeder andere Mensch besser ist als die, die Christus getötet haben." Als ich mich von dieser Behauptung wieder etwas erholt hatte, sagte ich, daß ich wirklich froh bin darüber, daß ich während der Hitlerzeit ein Baby und Vorschulkind war, weil ich wohl wirklich nicht besser als irgendwelche anderen gewesen wäre. Und, kreuzigen wir Christus nicht täglich mit einigem von dem, was wir so tun oder sagen? Erik pflichtete bei und schrieb: „Sonst wären wir hochmütig", wenn wir das nicht einsähen.)

Neunzehntes Gespräch

Tod im KZ

Hilke: Hallo Erik, was willst Du jetzt vor dem Konzert noch schreiben? *(Wir waren fast eine Stunde zu früh gekommen.)*

Erik: Ich will über meine Erlebnisse im Konzentrationslager schreiben.

Hilke: Das will ich wissen.

Erik: Das war nicht lustig. Es war ganz furchtbar. Wir bekamen kein richtiges Essen, nur Wasser und etwas Brot. Ich wollte nicht erzählen, wo sich meine jüdischen Freunde versteckt hielten. Um mich zum Verrat zu zwingen, haben sie mich unter Sandsäcken auf den Boden gepreßt, bis ich keine Luft mehr bekam und erstickte.

Hilke: Man kann sich eine solche Situation überhaupt nicht vorstellen, es ist zu schrecklich!

Erik: Ich erinnere mich, wie sie fragten und fragten, aber was ich auch antwortete – sie waren nicht zufrieden.

Hilke: Das klingt, als ob es mehrere waren?

Erik: Es waren mehr als drei.

Hilke: Haben sie alle gefragt?

Erik: Nein, es war nur einer, der fragte. Die anderen hörten zu, aber waren sadistisch.

Hilke: Glaubst Du, daß sie Dich losgelassen hätten, wenn Du sofort verraten hättest, wo Deine Freunde versteckt waren?

Nicht mehr geboren werden wollen

Erik: Nein, jetzt glaube ich das nicht, aber damals glaubte ich, daß sie mich freilassen würden, wenn ich meine Freunde verraten würde. Durch die Folter bekamen sie mich aber letztlich doch dazu, sie zu verraten. Aber sie erstickten mich trotzdem. Das war das Schlimmste von allem. Das konnte ich daraufhin nicht tragen, und deshalb wollte ich nicht mehr geboren werden.

Hilke: In einer solchen Gewaltsituation kann man ja gar nichts verschweigen. Nicht, weil man Angst hat zu sterben, sondern weil man seine Besonnenheit bei einer solchen Folterung verliert.

Erik: Eine solche Folterung macht, daß man nicht mehr weiß, was man tut. Das ist das Allerschlimmste. Und das wußten die Folterer und nützten es aus.

Hilke: Weißt Du noch, wie lange die Folter dauerte?

Erik: Vielleicht vier Stunden. Aber es fühlte sich wie eine Ewigkeit an. Das war wie ein in die Länge gezogener Todeskampf, eine extrem lange Folterung, die sie extra langsam machten, um meine Plagen zu genießen. Das war so ungeheuer zynisch und sadistisch! Das kann niemand verstehen.

Hilke: Deine Schilderung klingt so, als ob Dein Wille, nicht wiedergeboren zu werden, nicht deswegen war, um einem ähnlichen Leiden in einem kommenden Leben zu entgehen, sondern weil Du es nicht aushalten konntest, daß Du Deine Freunde verraten hast. Darf ich fragen, wie das war?

Erik: Es war so, wie Du eben ausführtest.

Hilke: Martin hat erzählt, daß er in seinem kommenden Leben, also jetzt, nicht sprechen können wollte, damit ihn niemand mehr zwingen könne, an anderen Menschen Untaten zu begehen.

Erik: Ich wollte nicht mehr meine Freunde verraten können.

Hilke: Aber es ist so unfaßbar grausam, daß Du zuerst diese schrecklichen Erlebnisse während der Hitlerzeit durchmachen mußtest und nun ein so großes Handikap hast, das so schwer zu tragen ist!

Erik: Nicht ich habe etwas falsch gemacht, sondern Ahriman.

Hilke: Da hat Ahriman zweimal etwas „falsch" gemacht: einerseits Menschen inspiriert, ein unmenschliches, böses System einzurichten, andererseits Dich gehindert, Dein Nervensystem für dieses Leben richtig aufzubauen!

Erik: Das ist wahr. Du kannst gar nicht glauben, wie schrecklich das ist! Bekomme ich von euch keine Hilfe, dann kann ich nicht wiederkommen.

Hilke: Warum kannst Du dann nicht wiederkommen? Und wie können wir Dir helfen?

Erik: Wir müssen Christus besser verstehen, und ihr müßt lernen, uns einen neuen Glauben an die Menschheit geben zu können.

Hilke: Wie können wir euch den Glauben an die Menschheit wiedergeben?

Erik: Das könnt ihr, indem ihr tut, was ihr könnt, um uns Liebe zu schenken.

Hilke: Ich habe Dir gesagt, daß ich froh bin, daß ich ein kleines Kind war während der Hitlerzeit. Wenn ich erwachsen gewesen wäre, weiß ich nicht, ob ich dem Bösen hätte widerstehen können. Und seine Freunde unter diesen Folterumständen nicht zu verraten, scheint mir unmöglich.

Zwanzigstes Gespräch

Hilke: Über etwas in unserem gestrigen Gespräch habe ich lange nachgedacht: ein so furchtbares Leiden, eine solche Folter während der Hitlerzeit durchzumachen und dann im nächsten Leben ein so schweres Handikap zu bekommen, wie es der Autismus ist. Ich kann mich nicht damit abfinden, daß einige nicht mehr geboren werden können. Einige mit Autismus, mit denen ich geschrieben habe, wollen in diesem Leben wichtige Dinge lernen, so wie die Dreigliederung des sozialen Organismus, just damit sie im nächsten Leben mithelfen können.

Erik: Das ist wahr. Aber das ist nicht selbstverständlich. Du hast mit denen gesprochen, die zurückkommen können, weil sie Hilfe von Christus bekommen. Aber wieder andere können nicht zurückkommen, weil sie keine ordentliche Hilfe bekommen.

Hilke: Worauf beruht das, daß sie keine ordentliche Hilfe bekommen?

Erik: Das beruht darauf, daß ihr Ich nicht den Christus gesucht hat, während sie zu Tode gefoltert wurden.

Hilke: Auf welche Weise kann man Christus suchen, während man so scheußlich gefoltert wird? Und kann man das überhaupt, wenn man keiner christlichen Religion angehört?

Erik: Das geht. Man gibt nicht dem Menschen die Schuld, der die Folterung ausführt, sondern sieht ihn selber als ein Opfer. Das können auch Menschen mit anderen Religionen.

Hilke: Das klingt gewaltig, und ich frage mich, wie viele Menschen, die jetzt Autismus haben, so selbstlos sein konnten.

Erik: Das waren viele.

Hilke: Und die können neue Erdenleben bekommen?

Erik: Ja, wenn sie jetzt Hilfe von Christus bekommen.

Euren Hochmut können wir nicht verzeihen

Hilke: Was glaubst Du, wovon das abhängt, ob sie jetzt diese Hilfe bekommen?

Erik: Das hängt davon ab, ob sie jetzt ihren Eltern verzeihen können für alles, was diese Dummes mit ihnen machen.

Hilke: Und das ist so viel Dummes, was wir Eltern euch antun, besonders bevor wir euch durch FC verstehen konnten. Sogar wenn wir als Eltern glauben, daß ihr in eurer Seele, in eurem Ich ganz gesund seid, so behandeln wir euch doch oft so unmöglich und demütigend!

Erik: Das ist wahr.

Hilke: Können wir etwas dafür tun, daß es auch für diese Menschen mit Autismus möglich wird, uns anderen verzeihen zu können? Es ist so viel Grausames, was wir anderen euch aus reiner Verzweiflung antun!

Erik: Wir können euch das meiste verzeihen, aber nicht euren Hochmut, daß wir viel weniger wert sind als ihr.

Hilke: Dieser Wahnsinn war ja am meisten gerade während der Nazizeit verbreitet. Ist das immer noch so verbreitet?

Erik: Nicht in Schweden, aber in anderen Ländern.

Hilke: Das ist wahr. Es gibt Länder, in denen man die Kinder mit Autismus das ganze Leben lang versteckt. Sie dürfen die Wohnung überhaupt nicht verlassen. Aber das ist auch ein großes Leiden für ihre Angehörigen, die sich so arg schämen.

Erik: Das ist es, und da können die Kinder ihren Eltern verzeihen.

Hilke: Wann können sie denn nicht verzeihen?

Erik: Wenn die Eltern sie weggeben, um sie sterben zu lassen.

Hilke: Ich habe nicht geglaubt, daß so etwas heute vorkommt. Denk mal, was diesen Eltern entgeht, und sie wissen es nicht einmal! Etliche Kinder mit Down-Syndrom oder anderen Funktionsstörungen, die man während der Schwangerschaft der Mutter entdeckt, läßt man ihr Leben im Mutterleib nicht vollenden, so daß sie nicht zu diesem Leben geboren werden.

Erik: Die werden in einem anderen Körper wiedergeboren.

Hilke: Ich bin so erleichtert darüber, daß Du meinst, daß es nicht für alle diese gilt.

Erik: Das war alles für heute.

Einundzwanzigstes Gespräch

Die Liebe Christi erleben

Hilke: Hallo Erik, worüber sollen wir sprechen?

Erik: Wir können über Christus sprechen, wir müssen verstehen, daß Christus die ganze Zeit in uns ist. Wir brauchen nur darauf aufmerksam zu werden.

Hilke: Worauf müssen wir da aufmerksam werden? Wie können wir ihn erkennen?

Erik: Das tun wir durch ein Gefühl von Ruhe und Frieden. Und durch ein Gefühl von Liebe, das wir viele Male erleben können, wenn wir aufmerksam sind.

Hilke: Ich habe Augenblicke erlebt, in denen ich mich ungeheuer geliebt fühlte, aber ich konnte nicht ergründen, von welchem Menschen.

Erik: Da hast Du die Liebe Christi erlebt.

Hilke: Aber das fühlte sich ganz persönlich an. In der letzten Zeit, wenn ich mich richtig schlecht behandelt fühlte, habe ich zuweilen mit einiger Mühe versucht zu verzeihen, ganz einfach Nachsicht zu haben, und dann habe ich erlebt, daß ganz unerwartet Liebe von mir ausgehen konnte!

Erik: Da hast Du auch Christi Liebe erlebt.

Hilke: Ich bin so froh und dankbar, daß Du mir das sagst!

Da wage ich Dich zu fragen, ob Du noch weitere Gelegenheiten kennst, wo ich Christuswirksamkeit in mir entdecken kann. Das, was ich erwähnte, kommt ja eher selten vor.

Erik: Wenn Du meditierst z.B. und merkst, daß Dir die Konzentration gelingt.

Hilke: Das ist ja leider nicht so leicht für mich, aber dann entsteht tatsächlich ein gutes Gefühl. – Sag mal, gibt es auch Gelegenheiten im täglichen Leben, wo so etwas vorkommt?

Erik: Wenn Du erlebst, daß Dir etwas Gutes in den Sinn kommt, das Du für jemand anderen tun kannst.

Hilke: Herrlich! Das kommt ja ab und zu vor.

Erik: Du kannst auch spüren, daß es Dir gelingen kann, uns zu stützen, ohne Dir schon im einzelnen vorzustellen, was wir nun genau weiterschreiben werden. Auch da kann Christus uns endlich helfen, das zu schreiben, was wir selber wollen.

Hilke: Das ist ja leider nicht so leicht. Unser Gehirn will ganz automatisch jedes angefangene Wort und jeden angefangenen Satz zu Ende denken, eigentlich auch den ganzen Gedankengang. Für mich war die erste Nebenübung die Gedankenübung, als Voraussetzung unserer Gespräche, aufhören zu können, selber zu denken, während ich euch stütze, und erst dann nachzudenken, wenn ihr fertig geschrieben habt und ich meinen Teil des Gesprächs schreibe. Aber ich bin nicht sicher, ob es mir immer gelingt.

Erik: Es gelingt Dir am besten von allen.

Hilke: Da kann ich nun glauben, daß es noch mehr Gelegenheiten im täglichen Leben gibt.

Erik: Wenn Du auf Deine Gedanken aufmerksam sein kannst, wirst Du bemerken, daß Du nicht wissen kannst, wann Du Ideen über Christus hast. Sie kommen, wenn Du es am wenigsten ahnst. Und dann sind sie von Christus.

Hilke: Darauf werde ich versuchen zu achten.

Ich habe mich ja daran gewöhnt zu versuchen, auf die Wünsche anderer zu hören und sie zu verwirklichen, wenn es geht. Das fühlt sich zufriedenstellend und gut an. Ist da aber nicht ein gutes Stück Faulheit dabei: andere bestimmen zu lassen und nicht selber aktiv zu sein und die Dinge selber zu machen?

Erik: Das ist so, wie Christus es will, daß wir miteinander umgehen.

Hilke: Ein wirklicher Trost für mich.

Was die Reisen anbelangt, die ich mit euch mache, über die ihr nicht sprechen könnt, so hat es sich ja gezeigt, daß, je gründlicher und öfter ich euch frage, was und wie wir machen sollen, und je gewissenhafter ich euren Wünschen Folge leiste, desto mehr glückten die Reisen. Aber da seid ja auch ihr es, die ihr tiefere Einsichten habt als ich.

Erik: Das stimmt. Wir können unsererseits unsere geistigen Ratgeber um Hilfe fragen, und da bekommen wir guten Rat.

Hilke: Und die scheinen eine bessere Übersicht zu haben als wir.

Erik: So ist es. Du hast ganz recht.

Hilke: Und sie scheinen auch uns anderen helfen zu wollen, wenn wir wichtige Fragen haben, und ihr stellt euch bereit als Übersetzer?

Erik: So ist es. Das wollen sie so gerne, aber sie drängen sich auch nicht auf.

Hilke: Das scheint ein urchristliches Verhalten zu sein, sich nicht aufzudrängen. Und das hast Du ja schon bei unserem ersten Gespräch über dieses Thema geschrieben. Böse und störende Wesen versuchen ja, sich aufzudrängen.

Erik: Das gerade ist der Unterschied. So kann man zwischen Ahriman und Christus unterscheiden.

Hilke: Aber auch Luzifer drängt sich doch auf, oder ist das anders?

Erik: Ja, er will ja auch nicht entdeckt werden, und da kann er im Übereinkommen mit Ahriman wirken.

Luzifer hindert den Menschen am Meditieren

Hilke: Ich hatte ein Gespräch mit meiner Kusine aus Tasmanien. Sie spricht Englisch und sagt „ego" statt Ich, und das klingt irgendwie mehr egoistisch. Ich sagte, daß es Luzifer ist, der im Ego wirkt, wenn wir z.B. in Selbstvorwürfen untergehen und uns einbilden, daß gerade wir besser sein sollten als alle anderen. Ist das nicht so?

Erik: So ist das. Aber das Ich ist eine Voraussetzung dafür, daß wir unsere Entwicklung schaffen können.

Hilke: Viele haben viele Male daran gedacht, daß sie anfangen wollen zu meditieren, aber dann können sie nur konstatieren, daß nichts daraus geworden ist. Wie ist das mit dem Ich und der Meditation?

Erik: Das Ich bestimmt, daß man meditieren will. Aber es ist Luzifer, der einen daran hindert.

Hilke: Aber was ist geschehen, wenn man es schließlich doch schafft, regelmäßig zu meditieren?

Erik: Dann hat Christus einem im Ich geholfen.

Hilke: Was würdest Du einem raten, der noch nicht so weit gekommen ist, um diese Christushilfe bekommen zu können?

Erik: Man sollte nicht so große Erwartungen an sich selber haben, sondern Zurückhaltung üben und sich nur regelmäßig auf seinen Stuhl setzen und auf Christus warten.

Hilke: Ist es das Ich oder das Ego, oder was ist es, das es schafft, sich von allen Pflichten und Gewohnheiten und Vergnügungen loszureißen, um diese Meditationsübung regelmäßig durchführen zu können?

Erik: Das muß das Ich selber schaffen. Es muß sich für diese Zeit von Luzifer befreien. Sonst ist das Ich nie frei von Luzifer. Aber wenn wir lieben oder meditieren oder etwas Selbstloses tun, dann wirkt Christus in uns statt Luzifer.

Hilke: Wie schön Du das beschreibst! Das wurde nun ein langes Gespräch, und ich wüßte gerne, ob Du noch mehr zu diesem Thema sagen willst.

Erik: Das will ich, aber ein anderes Mal.

Zweiundzwanzigstes Gespräch

Ich wollte von Christus zeugen

Hilke: Etwas anderes: In Deinen wunderbaren Gesprächen über Christus fehlt etwas für das Verständnis, was Du mir einmal geschrieben hast und worüber ich Dich gerne noch einmal befragen möchte.

Da hast Du geschrieben, daß Du Dein Nervensystem vor Deiner Geburt nicht richtig ausbilden konntest und warum Du dies nicht konntest. Wie war das?

Erik: Ich habe mein Nervensystem nicht richtig gut ausbilden können, weil Ahriman mich daran gehindert hat.

Hilke: Wie konnte er die Macht erlangen, Dich daran zu hindern?

Erik: Ich war so erschrocken durch meine Erlebnisse während der Hitlerzeit, daß ich nicht an ihm vorbeikommen konnte. Und da konnte ich nicht mit den Kräften in Verbindung kommen, die mir dabei hätten helfen können. Deshalb bekam ich Autismus.

Hilke: Weißt Du, warum das gerade das Nervensystem betraf?

Erik: Das weiß ich nicht, aber alles andere funktioniert ja. Es war gerade das Nervensystem, welches Ahriman beeinflussen konnte.

Hilke: Was glaubst Du, warum wollte Ahriman es Dir so entsetzlich verderben?

Erik: Damit ich nicht für Christus zeugen könnte. Wäre ich gesund gewesen, wäre ich für lange Zeit Pfarrer geworden und hätte über Christus in den Gemeinden gepredigt. Jetzt kann ich nicht predigen, aber über Christus schreiben. Ich bin mit diesem Schicksal nicht allein, sondern viele mit Autismus teilen dasselbe Schicksal. Wir wurden durch Ahriman so erschreckt, weil wir seine Furchtbarkeit während der Hitlerzeit erlebt hatten. In Zukunft werden wir wieder richtige Menschen sein.

Hilke: Das ist ein großer Trost für mich und vielleicht auch für andere, die es lesen werden. Wissen das auch andere mit Autismus? Und gibt es auch irgend etwas Positives an diesem großen Leiden in diesem Leben, in dem ihr nicht sprechen könnt und für völlig unintelligent gehalten werdet?

Erik: Das wissen alle mit Autismus, die nicht sprechen können. Der Vorteil ist, daß wir Geduld und Nachsicht und Liebe lernen dadurch, daß wir Christus so nahe kommen.

Ahriman hat keine Macht mehr über uns

Hilke: Wie wird es dann mit der Macht Ahrimans über euch?

Erik: Ahriman hat keine Macht mehr über uns.

Hilke: Du hast ja früher bei der Frage „Wie kann man Kindern mit Autismus helfen?" betont, daß wir gewöhnlichen Menschen und wir Eltern euch vor allem Liebe schenken sollten. Willst Du noch mehr darüber sagen?

Erik: Liebe ist das Wichtigste, aber auch FC ist wichtig. Das hilft uns, mit euch ins Gespräch zu kommen, und hilft uns, nicht zu verzweifeln. Aber Du mußt wissen, daß wir euch immer mit euren Sorgen helfen können, wenn wir mit euch schreiben können.

Hilke: Ja, Erik, ihr könnt uns mit unseren Sorgen helfen wie kein gewöhnlicher Mensch! Und dann könnt ihr uns die allerbesten Ratschläge für unsere eigene Entwicklung geben. Wer hätte das glauben können, bevor wir es erlebt haben! Es gibt ja leider so vieles, was ihr nicht so gut könnt wie wir, aber damit seid ihr weit höher gekommen als wir gewöhnlichen Menschen!

Erik: Wir bekommen Hilfe von unseren geistigen Ratgebern und von Christus direkt.

Hilke: Und Du hast ja schon beschrieben, wie man Christus näherkommen kann.

Erik: Das will ich euch mit diesen Gesprächen zeigen.

Hilke: Danke, lieber Erik, für dieses Gespräch und für alles, was Du mir heute anvertraut hast. Willst Du noch mehr schreiben, oder sollen wir zu Bett gehen?

Erik: Wir können zu Bett gehen.

Dreiundzwanzigstes Gespräch

Hilkes Kindheit

Erik: Ich will über Hilkes Kindheit schreiben. Hilke war ein ersehntes Kind. Aber ihre Mutter war nicht geliebt. Deshalb konnte sie ihr Kind nicht lieben. Aber sie tat alles und quälte ihr Kind, damit es komminigt werden sollte.

Hilke: Erik, was bedeutet komminigt?

Erik: Das bedeutet komminigt.

Hilke: Beschreibe mir bitte, was ein komminigtes Kind ist oder was es kann!

Erik: Das kann Kälte und Wärme aushalten und ist entsprechend abgehärtet.

Hilke: Jetzt verstehe ich, und das stimmt.

Erik: Das war eine schwere Zeit für Dich. Du lerntest, nicht zu weinen, denn sonst kamst Du auf den richtig scheußlichen Speicher, weil Dein Papa krank war und nicht ertragen konnte, wenn Du weintest. Jetzt kannst Du weinen, wann Du willst. Das machst Du z.B., wenn Du an die Menschenschinder und Folterer der Hitlerzeit denkst. Die haben ihr göttliches Kyrn verloren.

Hilke: Was ist Kyrn?

Erik: Das ist ihr göttlicher Kern. Es ist ihre unterbewußte, ziemlich peinliche Erinnerung daran, daß sie selber einmal ein Menschenschinder waren.

Aus einer früheren Inkarnation Hilkes

Auch Du hast so ein ähnliches Leben gelebt, wenn auch unter ganz anderen Vorzeichen als in der Nazizeit. Aber Du hast das überwunden und kannst jetzt unbehaglichen Personen beistehen, die ihren göttlichen Kern verloren haben. Den können sie durch Christus zurückbekommen, wenn jemand für sie betet. Das tust Du jeden Tag. Dadurch können die anderen zu Christus kommen und lernen zu lieben. Das ist das Wichtigste, was Du in diesem Leben machst.

Hilke: Sieh mal an, das habe ich nicht geahnt!

Erik: Du hast ja immer tüchtigen Menschen helfen wollen, kolossale Vuguren zu verstehen.

Hilke: Nun muß ich wieder fragen: Was sind Vuguren?

Erik: Das sind Hitlers Verbrecher. Auch Du hast zumindest ein Leben hinter Dir, in dem Du im Kerker eingesperrt warst, weil Du ein dreifacher Mörder warst. Du wolltest Dich an denen rächen, die sich auf Deinen Gegner verlassen hatten und die ihm geholfen haben, zu seinen berittenen Truppen zu kommen. Sie waren auf Deine Freunde aus und töteten sie. Das war im zehnten Jahrhundert. Sie wollten Dich nicht töten, sondern foltern. Damals waren sie es, die die Menschenschinder waren, aber dann kamst Du frei, und da hast Du Dich gerächt und hast sie noch ärger gefoltert. Seitdem willst Du

Dich nicht mehr rächen, sondern nur noch versöhnen. Jetzt kannst Du sogar für Folterer beten.

Hilke: Danke, lieber Erik, für diese schauderhafte und erleuchtende Geschichte! Soll das auch bei den Gesprächen über Christus mit dabei sein?

Erik: Ja. Das ist wichtig, um dein Engagement für die Folterer verstehen zu können.

Vierundzwanzigstes Gespräch

Hilke: Hallo Erik, Du hast geschrieben, daß noch ein Gespräch bei unseren Gesprächen über Christus fehlt, und zwar etwas über Deine Brüder, wenn ich recht verstanden habe.

Erik: Ja, ich wollte sagen, daß wir alle drei zu euch kommen wollten, weil ihr uns mit unserem Autismus haben wolltet. Ihr wart gut darauf vorbereitet, uns entgegenzunehmen, damit wir glauben konnten, daß wir richtige Menschen sind.

Hilke: Das Eigenartige ist ja, daß ich sehr jung noch einen Teil einer heilpädagogischen Ausbildung mitmachte und mir damals einbildete, ich hätte verstanden, wie ich es machen müßte, falls ich selber ein entwicklungsgestörtes Kind bekommen würde. Das konnte ich allerdings mit Andreas noch nicht durchführen, aber dann habe ich mit Markus und Dir nochmal eine Chance bekommen. Ich war tatsächlich nie unglücklich darüber, drei Kinder mit Autismus zu haben, und das scheint ein Rätsel zu sein, wenn man andere Mütter mit nur einem schwer entwicklungsgestörten Kind erlebt.

Vereinbarungen im Himmel

Erik: Du warst selber schwer entwicklungsgestört in Deinem letzten Leben auf der Erde und hast damals viel Liebe bekommen. Da wolltest Du anderen entwicklungsgestörten Kindern helfen.

Hilke: Ja, das kann einiges erklären.

Erik: Du warst nicht nur stumm, sondern konntest auch nicht selber gehen, Du mußtest getragen werden. Das war der Grund dafür, daß Du nicht traurig warst.

Hilke: Aber daran erinnere ich mich nicht.

Erik: Das war im Himmel, wo wir übereins gekommen sind, daß wir zu Dir kommen sollten.

Hilke: Aber ich war nicht im Himmel zwischen der Hitlerzeit und eurer Geburt.

Erik: Du hast geschlafen, als wir übereins kamen. Da warst Du wach im Himmel, aber hast Dich beim Aufwachen nicht daran erinnert.

Hilke: Es ist so interessant, was Du sagst!

Erik: Auch Markus und Andreas sind durch Hitler umgekommen.

Hilke: Und beide schreiben nun Dinge mit Hilfe von FC, die uns gewöhnlichen Leuten helfen können, Anlauf in unserer geistigen Entwicklung zu nehmen!

Erik: Das ist wahr. Das können sie, weil Christus sie lehrt.

Hilke: So wie er Dich gelehrt hat?

Erik: Ja, ich lerne von Christus, was Du zu wissen nötig hast. Und auch andere fragen mich, und ich kann Christus um Hilfe fragen und ihnen sagen, was Christus gesagt hat. Das können auch Andreas und Markus. Das ist unser Beitrag zur Evolution. Damit können wir beitragen, weil wir so viel Hilfe von euch bekommen.

Hilke: Das kann der allerwichtigste Beitrag für eine gemeinsame positive Entwicklung sein! Ich frage mich, ob auch andere, die jetzt mit FC schreiben, dieselbe Fähigkeit haben. Einige von ihnen zeigen, daß sie definitiv uns andere auf eine vollständig selbstlose und verantwortungsvolle Weise beraten können.

Erik: Das ist wahr, aber nicht alle können das. Die auf Christus hinweisen, können es. Aber die anderen können schreiben, was sie selber meinen, und da ist es nicht gut, dem zu folgen. Sie können auch auf Christus hinweisen, aber da wißt ihr nicht, was ihr glauben sollt. Aber ihr könnt mich gerne fragen, wenn ihr unsicher seid.

Hilke: Danke für Deine Erklärung und Dein Angebot. Gibt es noch mehr, was Du über dieses Thema schreiben willst?

Erik: Nein, aber Du mußt es zu unseren Gesprächen über Christus dazunehmen.

Ein FC-Gespräch zwischen Martin und Hilke

Martin, ein junger erwachsener Mann mit Autismus, der nicht ein einziges Wort sprechen kann, hatte mich gebeten, ihm über die Hitlerzeit zu erzählen und vor allem über die Konzentrationslager. Auch er schreibt mit Hilfe von FC. Ich erzählte ihm kurz von den Vernichtungslagern, wie z.B. Auschwitz und von den Arbeitslagern wie Dachau, wo die Gefangenen Kommunisten, Homosexuelle, etliche Christen waren und darüber hinaus gewöhnliche Menschen, die Zweifel an Hitler und seinen Ansichten geäußert hatten und z.B. nur gefragt hatten, wohin denn alle Juden gekommen sind, die verschwunden waren. Ich hatte mit meiner Klasse Dachau nach dem Krieg besucht, und wir waren von einem ehemaligen Gefangenen geführt worden. Nun erzählte ich von dem wenigen, an das ich mich erinnern konnte, und von dem, was ich damals gehört hatte.

Da schrieb er auf der Buchstabentafel: *„Sei froh, daß Du nicht mehr über die Konzentrationslager weißt.“*

Dann erwähnte er *„das Großartige, was Du am Sonntag gemacht hast“*. Da hatte ich zum ersten Mal den Rat Eriks befolgt, der ja auf meine Frage, ob ich etwas für die Menschen tun könne, die andere Menschen zu Tode gequält hatten, geantwortet hatte: *„Du kannst sie ja während der Menschenweihehandlung dabeisein lassen.“* Das hatte ich dann an diesem Sonntagvormittag versucht. Dabei hatte ich während der ganzen Stunde die Tränen nicht zurückhalten können.

Wir haben einen unter uns

Jetzt fragte ich Martin, ob er denn einen der damaligen Menschenschinder und Nazifolterer kenne, und er schrieb: *„Wir haben einen unter uns.“* Da dachte ich einige Tage lang an die Möglichkeit, daß er selber vielleicht einer gewesen sein könnte. Er hatte nämlich früher einmal geschrieben, daß er in diesem Leben nicht hatte sprechen können wollen, weil er nicht Dinge tun wollte, zu denen man während der Hitlerzeit gezwungen worden war. Aber das wäre ja nun nicht mehr notwendig gewesen.

Als wir nach wenigen Tagen wieder miteinander schrieben, fing Martin sofort mit diesem Thema an.

Die allersatanischste Erfindung

Martin: Du hast richtig geraten, ich war ein Peiniger während des Zweiten Weltkriegs. Ich war in dem gigantischen Konzentrationslager Dachau als Gefangenenwärter des Lagers angestellt. Dort war es, wo ich gesehen habe, was mit den Gefangenen geschah. Bei jedem Gefangenen war es meine reichlich „nette" Aufgabe, dafür zu sorgen, daß sie dahin gingen, wo sie in Hitlers Gefangenenlager, das in der Nähe Münchens lag, arbeiten sollten. Dort mußten sie arbeiten, bis sie tot umfielen. Und dann mußten wir neue Gefangene herbeischaffen, die mit der Arbeit, die gemacht werden sollte, weiterschuften mußten. Das war eine sehr schwere Aufgabe für gute Menschen, dafür zu sorgen, daß sie hart arbeiteten und nicht faulenzten. Das war nicht leicht zu machen, aber man mußte es tun, wenn man nicht selber dem gleichen Schicksal ausgesetzt werden wollte. Das war so unbeschreiblich schrecklich, daß man dem nicht entkommen konnte. Das war die am meisten jesuitisch entsetzliche Art, Menschen dazu zu kriegen, daß sie gehorchen. Das kann sich niemand vorstellen, wie furchtbar das war. Es geht nicht, dies zu beschreiben. Es war die allersatanischste Erfindung, auf die man kommen konnte.

Hilke: Du hast früher einmal erzählt, daß Du vom Himmel aus dazu beigetragen hast, daß der Frieden nach Kriegsschluß ein solcher wurde, daß wir uns als einzelne und miteinander gut entwickeln konnten. Da mußt Du ja noch vor Kriegsende gestorben sein.

Martin: Das war gegen Ende der Hitlerzeit, als ich an einer Infektion starb. Die Nazis machten mit vielen KZ-Insassen medizinische Versuche, injizierten ihnen Krankheiten, z.B. weil die Ärzte Impfstoffe entwickeln wollten. Krankheiten haben sich dann auf uns andere übertragen; viele kamen auch durch Hunger und Frost um. Das war das letzte, was dort geschah, aber wir waren alle ausgehungert. Das war grauenhaft! Es ist unmöglich, sich jetzt vorzustellen, daß so etwas geschehen konnte.

Hilke: Konntest Du außerhalb des Lagers wohnen?

Martin: Ich bin nie aus dem Lager herausgekommen, sondern ich mußte mit den anderen Gefangenen leben. Es war furchtbar, nie seine Freunde zu treffen.

Hilke: Und wenn man sich selber herausgezogen hätte, sich z.B. das Leben genommen hätte, dann hätte nur jemand anders weitergemacht, und es wäre für die Gefangenen auch nicht besser geworden.

Martin: Du hast recht, wenn man es nicht selber gemacht hätte, dann hätte es jemand anders ebenso schrecklich gemacht. Es war so notwendig für mich, dies mit Dir zu besprechen, damit jemand, der an meinem jetzigen friedvollen Werk teilnimmt, auch weiß, was ich früher gemacht habe. Es war so wichtig für mich, dies jemandem zu erzählen. Du hast es tragen können, denn Du hast für die Peiniger gebetet. Du hast sogar für die gebetet, die absichtlich Menschen zu Tode geplagt haben. So etwas habe ich nicht tun müssen. Dem bin ich zum Glück entgangen. Es war ein Glück, daß ich dem entgangen bin, denn diejenigen, die das getan haben, die haben nicht zu Christus finden können.

Nach dem Tod war es ungeheuer schmerzlich

Hilke: Wie erging es den Peinigern nach dem Tod?

Martin: Du hast recht, nach dem Tod war es am schlimmsten. Da mußte man alles erleiden, was die gelitten hatten, die man mit Gewalt ins Grab gebracht hatte. Nach dem Tod war es noch schlimmer für uns alle, die so etwas gemacht hatten. Das war ungeheuer schmerzlich. Das kann sich niemand vorstellen. Das war das Allerschlimmste, wo so viele so viel gelitten hatten, z.B. dadurch, daß man zu ihnen gesagt hatte, daß sie mehr und noch mehr arbeiten sollen, obwohl sie doch schon nicht mehr konnten. Es war so schmerzlich, es dann selber erleben zu müssen. Das war fast unmöglich auszuhalten. Da wollte ich nicht wieder mit der Möglichkeit geboren werden, zu so etwas noch einmal gezwungen werden zu können. Das bewirkte, daß ich jetzt nicht sprechen kann. Du hast das schon früher gehört. Du wußtest nur den Hintergrund nicht. Du kannst sicher sein, daß ich nie wieder so etwas tun kann. Da nehme ich mir lieber das Leben.

Hilke: Aber wenn Du Dir das Leben genommen hättest, dann wäre ja jemand anders gezwungen worden, Deine Arbeit zu tun und Dein Leiden durchzumachen.

Martin: Das ist wahr, daß ein anderer dasselbe hätte tun müssen, wenn ich mir das Leben genommen hätte. Nun wurde aber diese

Person nicht schuldig, und das ist vielleicht ein Trost für mich, und meine Überzeugung vom Christentum ist ja auch durch diese wirklich schrecklichen Erlebnisse gestärkt worden. Das kann der Sinn des Ganzen sein. Das, was ich erlebt habe, war eine Voraussetzung dafür, daß ich jetzt andere dazu inspirieren kann, mit der Anthroposophie mitzumachen. Es war für mich notwendig, diese Erlebnisse zu haben. Da konnte ich besser verstehen, wie wichtig die Anthroposophie heute ist, damit sich so etwas nicht wiederholen kann. Das war wohl so vorbestimmt, daß ich es war, der gerade dies erleben sollte.

Hilke: Ist es nicht eine Versuchung, andere Menschen zu quälen, wenn man sich selber in einer so verzweifelten und gequälten Situation befindet?

Martin: Du hast recht, es war eine Versuchung, absichtlich Leute zu quälen, aber dieser Versuchung konnte ich widerstehen. Das war eine große Versuchung. Es war nicht leicht, dieser Versuchung zu widerstehen.

Hilke: Wie erging es denn denen nach dem Tod, die aus Hunger, Kälte und Erschöpfung starben?

Martin: Die, die an Erschöpfung und Hunger und Kälte starben, erlebten nach dem Tod, daß sie von Christus und von ihrem Engel betreut wurden, aber sie wollten nicht wiedergeboren werden. Aber Christus hat sie ermuntert, geboren zu werden. Er hilft ihnen jetzt, an den Fortschritt der Menschheit zu glauben. Daß uns Menschen dies auf Zukunft gelingt, müssen wir wirklich hoffen. Sonst ist es aus mit der ganzen Menschheit, und das bedeutet, daß wir die Welt von neuem aufbauen können. Deswegen ist es wichtig, u.a. jeden Morgen zu meditieren.

In die Menschenweihehandlung einladen

Hilke: Aber wie ergeht es jetzt nach dem Tod denen, die absichtlich Menschen gequält haben?

Martin: Du glaubst nicht, wie schwer es die haben, die der Versuchung erlegen sind, absichtlich Menschen zu quälen. Die kamen in den untersten, friedlosen Höllengrund und können nicht herauskommen. Du kannst sie wieder in die Menschenweihehandlung einladen. Da können sie etwas über Christus lernen, was sie sonst nicht lernen können. Das hat niemand anderer bisher für sie getan. Die Nazi-Menschenschinder haben eine kaum zu ermessende Schuld auf sich geladen. Das sind die, die jetzt Hilfe brauchen. Du glaubst nicht, wie gerne sie wieder dabeisein und eine neue, gute Gesellschaft aufbauen wollen. Das ist ihr größter Wunsch. Das wollen sie wirklich tun können. Das ist ihre große Hoffnung. Das wollen sie wirklich können, aber da müssen sie erst wieder zu Christus finden, und das können sie, wenn wir ihnen helfen, in die Menschenweihehandlung mitzukommen.

Das war alles für heute. ❧

Fragen an Erik und Martin

von Wolfgang Weirauch

Ursprünglich hatten wir verabredet, daß ich noch viele weitere Fragen zu den vorliegenden Gesprächen, aber auch darüber hinaus, stelle. Der untere Fragenblock ist der Beginn davon, angelehnt an verschiedene Motive aus den „Christusgesprächen"; zu weiteren Antworten kam es nicht. Aufgrund der Kürze mancher Antworten in den „Christusgesprächen", auch wegen etwaiger Unstimmigkeiten und der Schwierigkeit der Darstellung von übersinnlichen Schauungen, besonders für Autisten über FC, ergaben sich viele Fragen und sind auch weitere Fragen offen. Die untenstehenden Antworten von Erik – vermittelt durch Hilke Osika – entstanden aufgrund meiner schriftlich eingereichten Fragen, einige Tage später fügte Martin einige Antworten hinzu, die wir an den entsprechenden Stellen im Text eingefügt haben. Andere Fragen hat Martin von vornherein statt Erik beantwortet.

Die Fragen und Antworten entstanden um die Jahreswende 2010/11.

Die schlimmste Zeit seit der Schöpfung

Wolfgang Weirauch: Kannst Du etwas genauer schildern, wie die Verbrechen der Nazizeit aus der geistigen Welt aussahen?

Martin: Das war in der geistigen Welt eine sehr schwere Zeit während des Krieges. Damals war es so, daß wir kein Licht in der Welt sahen, denn wir hatten nichts zu hoffen, und das legte den Grund für einen fürchterlichen Abgrund in der geistigen Welt; fürchterlich, weil wir kein Ende des Elends sehen konnten.

Es war ein gutes Geschick, daß Hilke zu uns kam und wir hoffen können, daß wir im nächsten Leben mit erfreulichen Aufgaben weitergehen können. Das war es nicht, wonach Du gefragt hast, aber es muß gesagt werden, daß es das Wichtigste für uns ist, daß wir nun mit euch kommunizieren können. Das wißt ihr nicht, aber das ist die grundlegende neue Art, mit denen zu kommunizieren, die nicht sprechen können. Aber dazu braucht es Stützpersonen, die regelmäßig meditieren, sonst können sie uns dort nicht erreichen, wo wir mit unserem Bewußtsein sind.

Das war alles, denn jetzt machen wir mit den neuen Fragen weiter. Das war eine wichtige Frage. Es war die schlimmste Zeit für die geistige Welt seit der Schöpfung. Das war eine furchtbare Predigt für die Engel, daß es Mächte gibt, die in einem solchen Ausmaß das Gemüt, die Seele, das Herz der Menschen zerstören können. Es war für sie nicht länger möglich einzugreifen.

W.W.: Aus welchem Ghetto hast Du die Juden befreit?

Erik: Das war das Ghetto in Hamburg.

Martin *(später):* Das war kein Ghetto, sondern sie wohnten zusammen.

W.W.: Wo bzw. wie hast Du die Juden versteckt?

Erik: Ich habe sie im Keller und im Keller nebenan versteckt. Dort wohnte ein Freund von uns. Wir hatten viel Kontakt und haben die Klassenstunden, also die Esoterischen Unterweisungen der Freien Hochschule für Geisteswissenschaft, miteinander gelesen. Mein Freund wurde auch geschnappt und zu Tode gepeinigt.

W.W.: Kannst Du noch mehr dazu sagen, wie viele Juden Du wie befreit hast und wie Du verraten und verhaftet wurdest?

Erik: Ich habe drei Juden befreien können, die dann in unserem Keller wohnten, weitere drei, die bei meinem Nachbarn wohnten. Wir haben alle miteinander die Klassenstunden gelesen, denn alle waren Anthroposophen.

W.W.: Kannst Du noch mehr aus der KZ-Zeit schildern?

Erik: Wir waren sehr hungrig und müde. Wir mußten sehr schwer arbeiten und wurden außerordentlich höhnisch und unmenschlich behandelt.

Martin *(später):* Das war eine friedliche Beschreibung von Erik, das war eine Beschreibung der Seligkeit. In Wirklichkeit war es so viel schwerer, dort zu leben. Das kann heute niemand beschreiben. Es war die Hölle auf Erden, das war so grenzenlos unmenschlich, daß es unmöglich ist, sich das heute vorzustellen. Es war so furchtbar, daß wir nie wieder in einem weiteren Leben auf diesem Planeten dabeisein wollten.

In der Schule von Christus

W.W.: Du sagst, Du gingest vorgeburtlich in die Schule des Christus. Was genau kann ich mir darunter vorstellen? Wie wurdest Du unterrichtet? Was unterrichtete er?

Erik: Wir waren alle sehr verzweifelt und wollten nicht mehr geboren werden. Aber Christus zeigte uns, daß wir zu unserem Peiniger gehen und ihm verzeihen könnten, damit er nicht in der Hölle landen würde. Da haben wir das gemacht.

Martin *(später):* Das ist gut geantwortet, und ich stimme völlig damit überein. Das war die beste Schule, die wir nach dem Konzentrationslager bekommen konnten, denn sonst wären wir nicht wiedergeboren worden, sondern wären in der geistigen Welt geblieben und hätten uns nicht weiterentwickelt. Das wäre entsetzlich gewesen.

W.W.: Können nur die, die im Leben die Hölle durchgemacht haben, in diese Christusschule kommen? Das klingt ziemlich ungerecht, fast grausam!

Erik: Alle können in diese Christusschule kommen, aber uns hat Christus selber geholt. Die anderen müssen sie selber suchen.

W.W.: Was meinst Du genau mit Hölle, mit Gefangenen in der Hölle im – vermutlich – vorletzten Leben? Geht es dabei um ein Leben, in dem man schlechte Taten verübt hat?

Erik: Die Hölle ist ein Platz in der geistigen Welt. Dort bereitet Ahriman die Menschen vor, ihm auf der Erde zu dienen. Ich hatte böse Taten getan und kam dorthin. Aber ein guter Mensch hat für mich gebetet, und dadurch habe ich Christus kennengelernt und wollte ihm folgen.

W.W.: Kannst Du etwas zu dieser Person sagen, die betete, damit Du eine Beziehung zu Christus findest? War das in der vorletzten Inkarnation, als Du schlechte Taten vollbrachtest, und diese Person betete trotzdem für Dich, damit Du eine Christus-Beziehung bekamst?

Erik: Das war ein Verwandter, der für mich nach meinem Tod betete, denn die Hölle ist in der geistigen Welt.

W.W.: Was genau ist die Hölle? Welcher Bereich der geistigen Welt ist dies?

Erik: Das ist im untersten Teil der geistigen Welt. Dort ist man mit anderen Schuften zusammen, die für die Menschen nur Zerstörerisches wollen. Dort war ich wegen, na ja, Predigten, die ich vor ziemlich langer Zeit schlecht hielt.

Hilke: Was war denn so falsch an Deinen Predigten?

Erik: Ich habe gepredigt, daß man Erbarmen bekommen könne, wenn man zu einem guten Menschen geht und diesen bittet, zu mir zu kommen und mir Geld zu geben.

W.W.: Im 7. Gespräch hört es sich so an, als würde man sich aus der Hölle in der Zeit zwischen Tod und neuer Geburt nicht herausarbeiten können und daß man für die Menschheit verlorengehen könne, wenn man sich nicht entwickle. Eine Entwicklung des Menschen kann sich doch aber nur auf die Zeit der Inkarnationen beziehen, denn wie soll man sich in der Zeit zwischen Tod und neuer Geburt entwickeln? Oder irre ich?

Erik: Während der Zeit zwischen Tod und neuer Geburt kann man sich durch außerordentlich vieles entwickeln, z.B. durch neue Einsichten und neue fähige Lehrer, die einen lehren, in der eigenen Entwicklung weiterzugehen. Meine Entwicklung war durch den Menschen möglich, der für mich betete, aber man kann auch für die beten, die man nicht kennt.

W.W.: Kannst Du diese dort geschilderten krassen Ich-Egoisten etwas genauer beschreiben? Was sind das für Menschen? Wann lebten sie, was haben sie gemacht? Wieso können sie nicht wiedergeboren werden? Ist Karma nicht ein Ausgleich für jede egoistische Verfehlung? Ich dachte, jeder Mensch hätte ungefähr die gesamte Erdentwicklung Zeit, sich zu entwickeln, also auch noch in Zukunft? Ist das nicht so?

Erik: Das sind krasse Egoisten, die an nichts anderes denken als an ihre eigene Person. Jeder Mensch hat Zeit, sich zu entwickeln, aber da muß er sich auch anstrengen und nicht nur an sich selber denken. Sonst kann er nicht in den Himmel kommen, und da kann er auch nicht wieder geboren werden. *(mit „Himmel" ist hier das zukünftige Jupiter-Stadium der Erde gemeint, wie sich später herausstellte; W.W.)*

Hilke: Kommt er dann in die Hölle oder ganz woanders hin?

Erik: Da kommt er in die unerfreulichste Hölle, die außerhalb von Himmel und Erde liegt. Dort bleibt er lange Zeiten, bis er wieder von Gott gerufen wird und ein Wesen mit den Tieren zusammen wird, die dann Menschen werden. Aber dann wird er ein komischer Mensch, der da nicht mitmachen will und der versucht, anderen Wesen zu schaden.

W.W.: Wer hat das Ich der Menschen geschaffen? War dies Christus?

Martin: Das war der Vater und nicht Christus, aber wir brauchen Christus, um unser Ich behalten und entwickeln zu können. Vielleicht können wir sogar Christus dabei helfen, wenn wir selber zu Gott gehen können, und ihn bitten, uns damit zu helfen. Gott hilft uns, wenn wir ihn bitten, aber dazu müssen wir das Vaterunser beten. Das ist das beste Gebet, das wir zur Zeit haben. Später bekommen wir Hilfe vom Heiligen Geist, wenn wir uns daran erinnern können, daß wir jetzt darum gebeten haben, unser Ich zur Selbstlosigkeit entwickeln zu können. Das wird im nächsten Leben sein, in welchem wir uns an dieses Leben erinnern werden, wenn wir das Vaterunser regelmäßig gebetet haben. Aber wir haben nicht mehr viel Zeit übrig; mein Engel sagt, daß Ahriman bald kommen wird, und dann wird es viel schwieriger. Neben dieser Aufgabe haben wir noch die Aufgabe, zur Erkenntnis zu gelangen und – wenn möglich – zur Menschenweihehandlung der Christengemeinschaft zu gehen. Dann können wir bei der jetzigen Entwicklung mitmachen.

Die Aufgabe der Katharer

W.W.: Was waren der Sinn und die Aufgabe der Katharer?

Erik: Ihre Aufgabe war es, zu einem Christentum des Herzens zu kommen. Das ist ihnen gelungen, und nun gibt es dieses Christentum, und es ist zugänglich für uns alle.

W.W.: Was ist geistig dadurch geschehen, daß man die Katharer weitgehend vernichtet hat?

Erik: Geistig geschah, daß diese Seelen nicht gleich wieder auf die Erde kommen konnten und bis jetzt damit gewartet haben. Einige haben schon früher kommen können, aber die meisten waren zu verschreckt. Jetzt geht es aber um die gesamte Erdentwicklung, und da wollen alle mithelfen.

W.W.: Welche Schuld hat die katholische Kirche dadurch auf sich geladen?

Erik: Das ist eine schwere Frage, denn es waren einzelne Päpste, die das gemacht haben, nicht die ganze Kirche. Diese Päpste haben nach dem Tod ihren Fehler eingesehen und können jetzt an der Seite dieser früheren Katharer wirken.

Sorat

W.W.: War Hitler ein Mensch?

Martin: Hitler war ein Mensch wie wir, aber er war nach seiner Gasvergiftung nicht mehr so klar im Kopf.

W.W.: Ahriman erscheint bei Dir, Erik, als der große Widersacher, von dem sogar gesagt wird, er wolle die Menschheit vernichten. Das halte ich für falsch. Ahriman will die Menschheit von der Vergangenheit und von der geistigen Welt abschneiden und die Erde samt Menschen zu einer großen Maschine machen. Da paßt es aber nicht, wenn die Menschheit ausgerottet wird. Sehe ich das richtig?

Martin: Gemeint ist nicht Ahriman, sondern Sorat, der die Menschheit ausrotten wollte. Hitler gehorchte Sorat, vor allem, als es mit seinen eigentlichen Plänen, Europa zu erobern, schiefging. Da hatte Sorat Macht über ihn, weil er nicht aufgeben wollte. Das war der Grund für den Eintritt Sorats in den Krieg. Das konnte Hitler damals nicht sehen, aber das konnten andere, die ihn aber nicht mehr erreichen konnten, die sich nicht länger mit Hitler besprechen konnten. Sorat hätte es nicht schlimmer machen können.

W.W.: Was meinst Du, Erik, mit dem, was Du unter Ahriman sahst? Vielleicht Sorat – auch ein starkes ahrimanisches Wesen, Gott der schwarzen Magie, das Tier 666 – oder gar die Asuras, Wesen, die das Ich des Menschen zerstören wollen und aus einer ganz anderen kosmischen Entwicklung stammen?

Martin: Es ist Sorat, der aus einer ganz anderen kosmischen Entwicklung stammt, nicht die Asuras. Die stammen aus dem Saturnzustand unserer Erde. Es ist so, daß die nicht an Hitler herankommen können, denn Hitler wollte nicht das menschliche Ich ausrotten, dem ja die Asuras schaden wollen.

W.W.: Kannst Du etwas zu Sorat sagen?

Martin: Sorat ist eigentlich kein Wesen, das Sorat heißt, sondern welches gar nicht heißt, da er nicht vom Wort geschaffen ist.

W.W.: Kannst Du etwas über die Asuras sagen?

Martin: Die Asuras sind erst auf dem Saturn entstanden, aber dann haben sie sich nicht als Menschen entwickeln können, sondern sind zurückgeblieben. Bestimmte dieser Wesen wurden nicht gut, sondern versuchen nun, auf die Menschen Einfluß zu nehmen, so daß die sich nicht in ihrem Körper wohlfühlen können und von ihrer Weiterentwicklung Abstand nehmen. Dann können die Asuras diese Menschen so beeinflussen, daß sie sich zu bösen Wesen weiterentwickeln, die in der Zukunft durch ihre „menschlichen" Fähigkeiten zu Feinden der Menschen werden können.

Nicht das ganze Panorama der geistigen Welt sehen

W.W.: Was bedeutet es, daß Ahriman oder ein anderes Widersacherwesen Dein Nervensystem behindert aufgebaut hat? Warum genau? Und wie macht er das? Wodurch – z.B. durch welche menschliche Verfehlung oder durch etwas anderes – ist dies möglich?

Erik: Er kann mich daran hindern, das gesamte Panorama der geistigen Welt zu sehen, das ich sehen muß, um meinen neuen Körper aufbauen zu können. Das sind alle Tierkreiszeichen. Ich konnte das Zeichen Skorpion nicht sehen. Das ist Ahrimans Zeichen, und das hat er vor mir versteckt, damit ich nicht für Christus zeugen können sollte. Das konnte er, weil ich mich so vor ihm gefürchtet habe und es nicht geschafft habe, durch ihn hindurchzukommen.

Wir müssen allen Menschen vergeben

W.W.: Wieso sollte man einem Folterer keine Schuld geben und ihn als Opfer sehen? Er hat doch Schuld! Er hätte sich doch weigern können; es sei denn, er wurde wirklich unmittelbar direkt vor Ort zu der Folter gezwungen!

Erik: Ich habe nicht gesagt, daß sie keine Schuld haben, sondern daß man ihnen verzeihen sollte, so, wie wir es im Vaterunser beten, wo wir bitten, daß uns unsere Schulden so vergeben werden, wie wir unseren Schuldigern vergeben.

Martin *(später):* Gott kann nicht vergeben, wenn wir nicht darum bitten. Das kann niemand verstehen, das muß man eben hinnehmen. Wir können tüchtigen Menschen verzeihen, aber wir wollen es nicht immer. Ein bestimmter Mensch hat mir meine Schuld z.B. nicht vergeben, und da kann Gott sie mir auch nicht vergeben. Das ist tragisch, aber so ist es. Christus will, daß wir einander vergeben, aber wir selber sind es, die es tun müssen. Sonst macht Gott auch nicht mit dabei, denen zu vergeben, die denen nicht vergeben wollen, die sich im Nazideutschland schuldig gemacht haben. Das müssen wir alle einsehen, denn sonst bekommt man Probleme mit dem alten Jahve-Prinzip Auge um Auge, Zahn um Zahn. Es wäre schrecklich, wenn dieses Prinzip am Schluß siegen würde. Das, was wir getan haben, müssen wir karmisch ausgleichen, aber wenn der andere uns vergeben kann, dann bleibt kein Rest übrig, der uns an die Erde bindet und uns daran hindert, zum Neuen Jerusalem zu kommen.

W.W.: Es klingt in den Gesprächen manchmal so, als wolltest Du den Folterern alle Schuld nehmen. Das aber kann ja wohl nicht sein! Dann kann man bequem alle Verantwortung an Hitler, Doppelgänger oder Widersachermächte weiterreichen. Aber so ist es ja nicht. Jeder erwachsene Mensch ist doch auch für seine Taten verantwortlich und deswegen mehr oder weniger schuldig. Sehe ich das richtig?

Erik: Das ist ja selbstverständlich, daß die Folterer schuld sind. Aber wir können niemals mit unserer Entwicklung weiterkommen, wenn wir nicht verzeihen können.

W.W.: Es klingt so, daß man, wenn man als zu Tode gefoltertes Naziopfer nicht in der Lage sei, dem Folterer zu verzeihen, nicht wiedergeboren werden dürfe. Ein solches Weltbild ist nicht christlich, sondern teuflisch und ungerecht. Wie kann ein Mensch unter Folter überhaupt einen klaren Gedanken fassen? Wie ist es möglich, von ihm in diesem Moment zu verlangen, dem Folterer zu verzeihen? Kannst Du mir hier Aufklärung geben?

Erik: Ich habe nicht gemeint, daß man den Peinigern gerade dann verzeihen muß, sondern überhaupt. Es ist ja selbstverständlich, daß man während einer Folterung keinen klaren Gedanken fassen kann. Aber nachher, in der geistigen Welt, kann man bestimmen, ob man vergeben oder sich rächen will. Will man sich rächen, dann geht man zu Ahriman und schließt sich seinen Scharen an, und da will man dann nicht mehr geboren werden. Kann man verzeihen, dann hilft einem Christus, wiedergeboren zu werden.

Martin *(später):* Wir können nicht wissen, was ein Mensch in so einer Situation kann oder nicht kann, aber wir können alle verstehen, daß wir vergeben müssen, falls wir jemals das Vaterunser gebetet haben. Das ist die größte christliche Botschaft nach der, daß wir alle Menschen lieben sollen und auch die ganze Kreatur. Das können alle wissen und vergebend sein, auch die, die keine Christen sind. Gott sieht das mit anderen Augen, aber wir müssen allen Menschen vergeben, wenn die Erde bestehen soll und wir mit ihr.

Das ist schwer zu verstehen. Das ist möglich, wenn man ein Mensch ist. Auf Sicht ist das der einzige Weg voran für uns alle, wenn die Erde bestehen bleiben soll. Gott lehrt uns das, wenn man ihn darum bittet.

W.W.: Oder ist es so gemeint, daß dieses Verzeihen im Nachtodlichen langsam erwachsen soll?

Erik: So ist es gemeint. Das kann schnell gehen oder lange Zeit brauchen. Man kann Hilfe zum Verzeihen von christlichen Menschen bekommen, wenn die für einen beten, oder von Menschen auf der Erde oder in der geistigen Welt.

Ahriman dankbar sein?

W.W: Wie kann es sein, daß ihr euch als Boten des Christus seht bzw. vorgeburtlich werden wolltet, obwohl ihr doch nicht sprechen könnt und ausschließlich durch Ahrimans Hilfe – über einen PC – sprechen könnt? Ist dies nicht ein Widerspruch?

Erik: Wir können auch für euch beten. Aber wenn wir auf der Buchstabentafel schreiben können, brauchen wir Ahriman nicht.

W.W.: Muß man also Ahriman *auch* dankbar sein?

Erik: Man kann für alles dankbar sein, was Ahriman für uns erleichtert.

Ich möchte für diese Fragen danken, die verdeutlichen, was ich in den Gesprächen über die Gedanken eines Autisten über Christus gesagt haben wollte. ∽

Wie kann man die Elementar-wesen schauen?

Erstes Buch von Andreas und Hilke Osika

Andreas Osika, *geb. 1959, ab dem 8. Lebensjahr in guten heilpädago-gischen Einrichtungen. Konnte nicht nach Hause kommen (zu stark und wild), bis er mit Hilfe von FC seit 2005 kommunizieren kann, wodurch er sich bei Schwierigkeiten austauschen und beruhigen kann. Rembrandt-Enthusiast, hat mit seiner Mutter bisher schon über 100 Originalgemälde von diesem Meister in Europa gesehen. Für seine Mutter vielleicht anstren-gend, aber überaus inspirierend.*

Die Gespräche entstanden zwischen Herbst 2010 und Mai 2011.

Einleitung

Andreas: Dies ist ein Buch darüber, wie man den Naturwesen helfen könnte, eine ehrliche Chance zu bekommen, wieder ehrlich unsere Arbeit mit der Erde leiten zu können. Das ist notwendig, denn sonst müssen wir wieder ordentliche Eiszeiten erleben. Die kommen, wenn andere Mächte überhandnehmen, die sogenannten Mosospa; das bedeutet: unpersönliche Mächte, die die gute Zukunft der Erde für sich selber rauben wollen.

Es war einmal ein großes äußeres Gewaltgeschehen, bei dem die Mosospa sich zurückziehen mußten, aber jetzt wollen sie wieder zu-rückkommen und die Erde erobern. Wenn es uns aber gelingt, den guten Naturwesen dabei zu helfen, die Erde zu retten, dann kann die Entwicklung weitergehen. Sonst ziehen meine guten Naturwesen auf den Mond, weil wir uns nicht um sie kümmern wollen. Dann können wir auf der Erde keine Nahrung mehr bekommen. Wenn wir aber ge-meinsam mit ihnen gehen wollen, dann können wir auf der Erde ein Paradies erschaffen, so wie wir es hatten, bevor Luzifer ins Paradies eingedrungen ist.

Nur wenige Menschen können heutzutage die Elementarwesen sehen. Man muß wirklich suchen, um jemanden zu finden, der das kann.

Aber wir Menschen mit Autismus können das oft. Meiner Erfahrung nach können wir sie sehen, wenn wir darauf aufmerksam sind, was wir empfinden, wenn wir eine Blume anschauen. Da können wir empfinden, ob wir ein ruhiges Gefühl oder ein anderes Gefühl bekommen, nicht nur ein allgemeines, sondern ein gutes oder schlechtes Gefühl, ein reifes, kluges oder ichstarkes anderes Gefühl. Da wendet das Elementarwesen die Christuskraft im Äther an. Sonst kann man auch mehr einen Duft von Kümmel im Angesicht des Blumengeistes spüren. Dann ist es ein charismatisches Wesen in der Blume, das uns zu Hilfe kommen will.

Aber wir müssen zu der Blume hingehen und ihr unsere Wertschätzung erweisen, damit sie uns ihre Hilfe geben kann. Diese besteht darin, daß sie uns an ihren Kenntnissen über diese Pflanze teilhaben läßt. Man kann ja nicht wissen, wann eine Blume aufblühen wird, natürlich im Frühling, aber nicht exakt, wann. Aber wenn man mit ihr sprechen kann, dann blüht sie auf, wann man es wünscht. Man kann sie bitten, an einem bestimmten Tag aufzublühen, wenn man z.B. jemanden feiern will. Man kann die Blume auch bitten, noch ein paar Tage zu warten, bis die Person, die man feiern will, ihr Fest hat. Dann wird die Blume gerne warten. Normalerweise kann man ja nicht wissen, wann die Blume blühen wird, aber auf diese Weise kann man es bestimmen.

Man kann auf dieselbe Weise auch bestimmen, wann sie Frucht bringen soll. Auch hier kann man die Pflanze bitten, noch zu warten oder sich zu beeilen. Aber dann muß man ihr seine Liebe und Wertschätzung schenken. Man kann nicht erwarten, daß sie es so macht, wie man es wünscht, wenn man nicht auch ihr etwas gibt. Man sollte auch wissen, daß sie nicht will, daß man über sie bestimmt, sondern daß man mit ihr bespricht, warum man eine solche Verschiebung wünscht. Dann bekommt man von der Pflanze eine Antwort, ob es geht, das Blühen oder Fruchten zu verschieben.

Hilke: Das sind schöne Ratschläge, die Du da schreibst, lieber Andreas. Wie kannst Du so etwas wissen, was wir gewöhnlichen Menschen ohne Autismus normalerweise nicht wissen können?

Andreas: Das wissen wir, weil wir mit den Blumen sprechen können und ihre Antworten hören. Das ist der Vorteil mit dem Autismus, daß wir die Natur beseelt erleben und mit den Naturwesen sprechen können. Mit den Menschen können wir nicht sprechen, aber dafür können wir mit den Naturwesen sprechen.

Christus will, daß wir durch die Pflanzen zu ihm kommen. Das machen wir, indem wir es aushalten, sie anzuschauen, und indem wir ihnen unsere Liebe und unsere Bewunderung schenken. Wir wollen nicht wieder zu spät zu Christus kommen, so wie viele von uns es gemacht haben, als er hier auf der Erde gewandert ist. Das war schade, daß wir nicht zur rechten Zeit seine Größe gesehen haben. Aber jetzt können wir rechtzeitig sein, ihn in der Natur schauen und unmittelbar seine große Liebe spüren, die von ihm ausströmt. Das ist eine so große Liebe, wie wir sie sonst nicht erleben können.

Mein sogenannter Autismus macht, daß ich dies niemandem sagen kann. Deshalb will ich dieses Buch schreiben. Mein Ziel ist, Christus so gut beschreiben zu können, daß alle es lernen können, Christus im Pflanzenreich zu erschauen. Das wird ein Buch über die Naturwesen und Christus in der Pflanzenwelt.

Man kann Christus auch mit dem Herzen sehen, wenn man nicht ehrlich wünscht, ihn selber zu sehen, sondern nur die Blumen und die Bäume, die Büsche, alle Beeren, die Insekten und alle Vögel und Mücken und alle übrigen Tiere liebt. Da kann man lange mit diesen Wesen glücklich sein. Man kann diese Wesen lange und mit Bewunderung anschauen, aber die Blumen nicht pflücken, denn dann sterben sie, und wir können ihren Tod nicht verantworten. Man kann einige von ihnen pflücken, aber dann muß man sie in eine Vase stellen und sie ganz besonders bewundern. Ansonsten wird es eine große Enttäuschung für sie. Das ist wichtig für euch zu wissen, denn sonst dürft ihr sie überhaupt nicht pflücken, wenn ihr nicht wißt, daß jemand kommt und sie bewundert.

Meine erste Liebe war eine Rose, die ich einmal zum Geburtstag bekam. Die habe ich geliebt, bis sie verdorrte und starb. Seitdem habe ich die Rosen immer geliebt. Aber ich habe nie wieder eine bekommen. Jetzt weißt Du das, und da kannst Du mir wieder einmal eine rote Rose geben. Denn sie sind das Sinnbild der Liebe. Das wissen alle Liebenden, und so ist es. Aber wir können nicht wissen, ob Christus in der Rose ist, bevor wir sie sehen. Das kommt darauf an, ob der Zodiak dabei ist, während sie aufwächst.

Wichtig ist, welches Tierkreiszeichen am Himmel steht, wenn der Zodiak kosmisch in die Dreifaltigkeit eingeht. Das bedeutet, daß z.B. die Venus in das Zeichen des Krebses geht, wenn die Pflanze entsteht, also wenn der Samen anfängt zu keimen. Dann ist das eine Konstellation, die das Blühen begünstigt, und wenn der Saturn in das Zeichen der Jungfrau geht, wird die Fruchtbildung begünstigt.

Hilke: Woher weißt Du das?

Andreas: Das weiß ich von meinem Engel.

Du hast neulich über Naturwesen gelesen. Sie wollen, daß ich über einige von ihnen schreibe, die es hier in Schweden gibt. Sie sind ganz anders als die in Deutschland, eher so wie in der Schweiz. Sie können nicht so leicht zu den Menschen kommen. Aber andererseits wollen sie gerne, daß wir Kontakt zu ihnen aufnehmen. Das kann man, indem man eine Beziehung zu ordentlichen Bäumen aufnimmt, sich in sie einlebt und abliest, wie sie sich anfühlen. Die Naturwesen wollen nicht, daß man etwas über sie denkt, sondern daß man nur nachspürt, wie es sich anfühlt. Dann soll man eine Zeitlang in diesem Gefühl verweilen. Später kann man wieder denken, was man erlebt hat. Man soll vorher nicht erwartungsvoll sein, so daß man glaubt, daß man etwas Besonderes erleben wird. Sehr wichtig ist, daß man vorher ganz ruhig und neutral ist. Es macht nichts, wenn man am Anfang nichts Besonderes erlebt, aber man sollte damit weitermachen, wenn man einmal damit angefangen hat, denn sonst werden die Naturwesen traurig und wollen es nicht wieder versuchen, sich einem Menschen zu nähern.

Ich erinnere mich, daß wir einmal in einem Tierpark waren und dort einen Fasan sahen, der nicht fressen wollte. Aber da hast Du ihm einen Apfel gegeben, und den wollte er fressen. Da sah ich eine kleine Elfe, die zu mir sagte, ich solle Dir sagen, daß Du ein guter Mensch bist, der nicht Fasanen essen, sondern sie mit guten Äpfeln füttern will. Daran kann ich mich noch so gut erinnern, daß ich immer noch die Elfe vor mir sehen kann.

Meine jüngeren Brüder können auch Gedanken lesen, aber nicht so gut wie ich, glaube ich. Aber sie können die Elementarwesen sehen.

Das könnt ihr gewöhnlichen Leute nicht. Aber ihr könnt es von uns lernen. Man kann sie sehen, wenn man sich für die Schönheit einer Blume öffnet und darum bittet, ihren Elementargeist sehen zu dürfen. Das darf man dann. Aber da muß man wissen, daß man ihn für die Schönheit dessen, was er gemacht hat, lobpreisen sollte. Sonst will er sich nicht mehr zeigen. Das wäre schade für alle anderen, die ihn später einmal sehen wollen.

Man kann sie auch sehen, wenn man zu anderen Blumen geht und darum bittet, ihren Elementargeist sehen zu dürfen, und ihnen ein Geschenk macht. Das wäre ein kleiner Vorgeschmack davon, ein Musikinstrument spielen zu können. Das können sie dann selber lernen, wenn man ihnen gezeigt hat, wie man es macht. Man summt ein Lied und stellt sich vor, es auf einer Geige oder Flöte zu spielen. Und dann zeigt man, wie man das Lied auf dem Instrument spielt, ohne es wirklich dabeizuhaben, sondern nur in Gedanken. Dann können die Naturwesen es verstehen. Aber man kann sie nicht sehen, bevor man für sie beten kann. Das Gebet an den Engel des anderen Menschen (*„Geist Deiner Seele wirkender Wächter...“*) ist gut, und das ist auch für die Elementarwesen das beste Gebet. Man tauscht nur den Menschen mit dem Elementarwesen aus. Dann kann man es für eine Pflanze beten, die man liebt. Das geht ganz leicht. Da kann man den Elementargeist, der zu der Pflanze gehört, erst ahnen und dann sehen.

Du hast das ja für einen Kastanienbaum gemacht, und jetzt will er, daß Du es wiederholst, so daß er wieder gesund wird. Das wird er, wenn Du weitermachst und einmal in der Woche für ihn betest. Gerne an einem Donnerstag, dem Jupitertag, dem er zugehören will. So kannst Du für alle Kastanienbäume zugleich an den Donnerstagen beten. Es war mein geistiger Ratgeber, der mir das erzählt hat.

Wie kann man den Elementarwesen helfen?

Wir können ihnen helfen, indem wir die Naturressourcen mehr umsichtig gebrauchen und indem wir ihnen dankbar sind. Das wäre eine große Hilfe für sie. Du bist ja dankbar, aber das sind nicht alle, die in den Wald und zum Meer und zu den Wiesen und zu den Äckern kommen. Das würde so viel für sie bedeuten, wenn wir Menschen dankbarer wären für all die Schönheit, die sie um uns herum erschaffen. Wir können ja nicht ahnen, wieviel Mühe hinter dem kleinsten Strohhalm und allem anderen liegt. Wir wissen nicht, daß sie es aus Liebe zu uns und den Engeln machen.

Wir sollen nicht alles so hemmungslos an uns raffen. Meine guten Elementarwesen werden dann so enttäuscht über uns. Dann wollen sie nicht mehr damit weitermachen, unser Essen und Trinken hervorzubringen. Dann müssen wir hungern und sterben vielleicht.

Hilke: Wenn nicht alle Menschen lernen können, dankbar zu sein, würde es dann ausreichen, wenn eine bestimmte Anzahl es verstehen lernt und Dankbarkeit üben würde? Was glaubst Du?

Andreas: Es würde reichen, wenn die, die biologisch-dynamisch angebautes Gemüse anwenden, Dankbarkeit zeigen würden. Jetzt seid ihr meistens herzlich dankbar dafür, daß es solches Essen gibt, aber ihr seid nicht den Elementarwesen gegenüber dankbar, die es hervorgebracht haben. Ihr könntet eure Dankbarkeit ihnen gegenüber zeigen, indem ihr das Gemüse und die Früchte segnet, bevor ihr in sie hineinschneidet. Das könntet ihr tun, indem ihr ein Kreuzeszeichen über sie macht als Zeichen dafür, daß ihr Christus im Gemüse und in den Früchten dankt. Ihr könnt dabei denken *„Christus in uns"* – und dabei meinen: im Gemüse und in euch. So hat Großmutter das Brot gesegnet, bevor sie die erste Scheibe abgeschnitten hat. Das habe ich einmal in Wien gesehen. Das hat damals einen großen Eindruck auf mich gemacht. Aber das solltet ihr immer machen.

Jetzt möchte ich beschreiben, wie man in Kontakt mit Naturwesen kommen kann. Man kann sie in Gedanken rufen, so wie man einen Menschen rufen würde. Aber nur in Gedanken, so daß man es nicht hören kann. Dann kommen sie gleich. Man kann z.B. den Geist rufen, der einem helfen will, einen zu dem Geist der Pflanze zu führen, mit der man Kontakt sucht. Das ist leichter, als man glaubt. Aber man muß darauf achten, daß man keinen falschen Namen für diesen kleinen Geist verwendet. Der heißt nämlich nicht Heinzelmännchen, sondern Gustav. Das ist sein Kosename. Den richtigen Namen darf niemand wissen. Das ist ein kleiner Zwerg mit einer Zwergenmütze auf dem Kopf. Er ist es, der von allen Wesen im Wald weiß. Aber er will nicht, daß wir Menschen welche Wesen auch immer rufen können, sondern er will selber bestimmen, mit welchen wir sprechen dürfen.

Er will, daß wir besonders mit den Blumenwesen anfangen zu sprechen, denn das ist für Anfänger am leichtesten. Dann kommen die Baumwesen, und später kommen die wertvollen sogenannten Geistwesen, die größere Gebiete im Wald versorgen, z.B. einen Bach oder eine Wiese mit vielen Blumen. Man kann dann weitergehen und mit dem Landschaftsengel sprechen.

Man kann mit ihnen über ihre Aufgaben sprechen und sie fragen, wie es ihrer Blume geht und ob man auf irgendeine Weise helfen kann. Man kann z.B. sagen, daß man ein Gebet für seine oder ihre Blume beten kann. Ein solches Gebet kann ein Vaterunser sein für den Geist, der die Blume versorgt, oder ein Gebet um Geisteskraft für die Blume, die es gilt zu unterstützen, oder für ein Wunder für seine Pflanze, daß sie gedeihen möge.

Man kann auch beten, daß man die Pflanze unterstützen kann, indem man seine Hände einige Minuten über die Pflanze wachen läßt. Dadurch alarmiert man die bösen Kräfte, so daß sie sich entfernen sollen. Man hält dazu seine Hände einige Minuten oberhalb der Pflanze und bittet, daß man durch seine Hände der Pflanze Kraft von seiner eigenen Kraft gibt. Das tut der Pflanze sehr gut. Wenn es Pflanzen gilt, die größer sind, kann man seine Hände um den Stamm oder um den Busch herumlegen. Da gibt man dem Baum oder dem Busch auch von seiner Kraft. Das tut ihnen gut, und die eigene Kraft wird dadurch nicht weniger, daß man von ihr abgibt, sondern sie wird größer durch die Dankbarkeit des Geistes.

Du kannst schon Pflanzen auf diese Weise helfen, aber wußtest es nicht, bevor die Azalee, die schon fast gestorben war, neues Leben durch Deine Hände bekam. Aber jetzt weißt Du es und kannst es wieder machen, wenn es nötig ist.

Wir können ja den Pflanzen helfen, es mit dem Blühen zu schaffen mit ein wenig schöner Musik. Du hast ja die Naturskalen entwickelt, und die werden von den Elementargeistern geliebt. Sie wollen sie überall bei den Menschen hören. Du solltest sie unter allen Menschen, die Du kennst, verbreiten. Dann würden die Elementargeister glücklich werden.

Hilke: In welcher Form soll ich sie denn verbreiten? Ich habe ja verschiedene Instrumente auf die Naturskalen eingestimmt, und wir spielen mitunter die Naturskalen auf diesen Instrumenten. Ich habe sowohl Holzplatten wie auch Schieferplatten, Aluminiumplatten und Saiteninstrumente darauf eingestimmt, so daß die ganze Obertonskala und die ganze Untertonskala eines bestimmten Tones innerhalb ein- und derselben Oktave dabei sind. Das wird ja ein ungeheuer harmonischer und lebendiger Klang. *(siehe Kasten)*

Was ist eine Obertonreihe bzw. eine Untertonreihe?

von Hilke Osika

Wenn uns ein guter Freund anruft, können wir schon an der Stimme hören, wer das ist. Auch wenn wir auf einem Musikinstrument einen bestimmten Ton spielen, können wir oft schon am Klang hören, ob das ein Blasinstrument oder ein Streichinstrument oder ein Klavier ist, das wir hören, auch wenn wir es nicht sehen. Es ist der Klang der Stimme oder des Instruments, der von den mitschwingenden sogenannten Obertönen abhängt. Bläst man in ein Blasinstrument immer stärker hinein, hört man immer höhere Töne, die nach dieser Obertonreihe angeordnet sind. Bei den Streichinstrumenten entsprechen die sogenannten Flageolett-töne, bei denen man den Finger nur ganz leicht auf die Saite legt, dieser Obertonreihe. Das sind mathematisch ganz bestimmte Töne, die näher und immer näher beieinanderliegen, je höher die Töne sind.

Man hört diese Töne nie isoliert, sondern sie machen eben den Klang der Stimme oder des Instruments aus. Eine Trillerpfeife hat wenige Obertöne, die mitschwingen, und ein Cello hat viele.

Ab einer bestimmten Oktave (Tonhöhe) sind diese Obertöne Ganz-töne, d.h. der erste Ton in diesem Oktavbereich ist ein gewöhnlicher Ganzton. Dann werden die Tonabstände immer kleiner und sind kurz vor der Oktave nur noch ein Halbton groß. Reine Mathematik: $\frac{8}{8}$, $\frac{9}{8}$, $\frac{10}{8}$, $\frac{11}{8}$, $\frac{12}{8}$, $\frac{13}{8}$, $\frac{14}{8}$, $\frac{15}{8}$, $\frac{16}{8}$ der Hertzzahl (Schwingungszahl pro Sekunde) des Grundtones.

Bei der sogenannten Untertonreihe sind die Verhältnisse umgekehrt. Die entsprechenden Töne berechnet man von der oberen Oktave aus: $\frac{8}{8}$, $\frac{8}{9}$, $\frac{8}{10}$, $\frac{8}{11}$, $\frac{8}{12}$, $\frac{8}{13}$, $\frac{8}{14}$, $\frac{8}{15}$, $\frac{8}{16}$ der Hertzzahl. Hierbei werden die Tonab-stände immer kleiner, je weiter man nach unten kommt.

> Wenn man nun alle diese Töne innerhalb derselben Oktave einstimmt, hört es sich eigenartigerweise keineswegs dissonant an; sehr ungewohnt zwar, aber außerordentlich lebendig und wie ein rauschender, plätschernder Bergbach, wie viele es beschrieben haben.

Andreas: Vielleicht kann man es so anwenden, daß man mit einer Kugel darauf dribbeln kann.

Hilke: Meinst Du, daß man Klangstäbe in einem Ring hat und in der Mitte eine Kugel, die herumrollt und Töne in den Stäben erzeugt? Oder hängende Klangstäbe aus Holz und eine Kugel, die in der Mitte hängt und die Stäbe zum Klingen bringt, wenn es z.B. draußen weht und sie draußen hängen? Aber da bräuchte man viele Stäbe, ca. 16 Stäbe für eine Oktave.

Andreas: Es wäre gut, wenn sie draußen hingen, dort, wo etwas wachsen soll. Da werden die Elementarwesen stark und sehen zu, daß es gut wächst.

(Hier folgte ein Gespräch darüber, wer das herstellen könnte, mit Empfehlung von Andreas.)

Andreas: Es braucht nicht die ganze Oktave, sondern es reicht mit den ersten fünf Tönen der Obertonskala und mit den entsprechenden Tönen der Untertonskala. Da werden es nicht mehr als neun Töne.

Hilke: Ich habe einmal ein ähnliches Klangspiel gesehen mit runden Holzstangen, die im Wind gegeneinander geschlagen haben, ohne Kugel in der Mitte.

Andreas: Sehr gut. Da können alle aneinanderschlagen. Das kannst Du vorschlagen.

Hilke: Hast Du noch mehr Tips, z.B. aus welcher Holzart die sein sollten – oder aus einem anderen Material?

Andreas: Das wissen die *(Firma)* am besten. Aber Du mußt sagen, daß es gut und deutlich klingen muß. Aber man muß sie ganz genau stimmen. Das müssen die richtigen Frequenzen sein. Der Grundton sollte A sein.

Hilke: A = 440 Hertz oder A = 432 Hertz, oder?

Andreas: A = 432 Hertz.

(Vom Grundton 432 Hz bis zur Quinte 648 Hz, die dabeisein muß, werden es 10 Töne: 432, 461, 486, 494, 532, 540, 576, 594, 628, 648 Hertz o u o u u o u o u o, wobei „o" und „u" bedeuten, daß der Ton darüber von der Obertonreihe bzw. von der Untertonreihe genommen ist. H.O.)

Hilke: Ganz herzlichen Dank! Willst Du noch etwas schreiben?

Andreas: Gustav will sagen, daß Du Klangstäbe aus Kanadaholz anwenden sollst, das ist besonders hartes Holz. Das ist alles.

Mein Buch ist bald fertig. Überall kann man Naturwesen sehen. Mein Buch will meine Freunde lehren, sie sehen zu können. Meine Freunde sind alle, die mein Buch lesen und die Naturwesen sehen können wollen. Mein Buch ist nun fertig.

Andere Naturwesen

Andreas: Die Naturwesen, die Erik beschreibt, sind nicht dieselben, die Andreas sieht. Das sind andere, die nicht soviel helfen können, weil sie nicht ebenso sälao sind.

Hilke: Was bedeutet „sälao"?

Andreas: Das bedeutet selbständig. Von solchen Elementarwesen will Andreas keine Hilfe bekommen. Die können nur Kindern helfen. Aber nicht uns Erwachsenen.

Hilke: Aber Eriks Schrift handelt ja davon, wie man gerade Kindern helfen kann, und wenn diese Elementarwesen, die Sylphen, dies auf eine gute Weise können, dann können wir ja Erik für seine Ratschläge nur dankbar sein, nicht wahr?

Andreas: Das ist wahr. Aber die Undinen, von denen er spricht, wenden den Kindern gegenüber keine guten Methoden an, und die will ich nicht dabeihaben. Das sind schlechte Undinen, aber meine Undinen sind gute. Aber die kümmern sich nicht um Kinder. Aber da sollte man das anders schreiben können, denn sonst ist es irreführend für die Leser. Meine Undinen arbeiten mit Pflanzen und Eriks Undinen mit dem Wasser in Bächen und Flüssen. Das sind ganz andere Typen von Undinen.

Hilke: Deine Undinen sind christliche Undinen, verstehe ich. Wie ist das mit den Undinen in Bächen und Flüssen?

Andreas: Die sind verschieden. Einige sind christlich, und einige sind es nicht.

Martin über die Naturtonklangspiele:

Das war das Beste mit Deiner Arbeit mit FC, daß Du nun der Elementarwelt mit den Klangspielen helfen kannst. Die werden wichtiger als vieles andere sein, was für die Naturgeister getan wird. Die werden das Wichtigste sein, was in Europa für sie getan wird. Du mußt nur zusehen, daß Dein Buch übersetzt wird und zusammen mit einer CD-Platte herauskommt. Es ist außerordentlich wichtig, es ist notwendig, daß die Töne des Klangspieles die richtigen Frequenzen bekommen. Es müssen die richtigen Frequenzen sein, sonst stört es statt dessen. Das wird mit dem Grundton A = 432 Hertz sein und einer Quint nach oben. Es kann auch eine Oktave höher sein, aber nicht eine Oktave tiefer. ❧

Wie kann man die Elementar-wesen schauen?

Zweites Buch von Andreas und Hilke Osika

Hilke: Hallo Andreas, ich freue mich, daß Du mehr über die Elementarwesen und über Christus in der Natur schreiben willst! Darüber müssen wir mehr wissen!

Andreas: Ich beginne gleich, dann ist es geschafft! Bananen sind keine gute Nahrung für uns, denn ihre Elementarwesen wollen uns nicht mit unserer Entwicklung helfen. Aber biologisch-dynamisch angebaute Bananen sind sehr gut, denn deren Elementarwesen sind für diese Art Anbau so dankbar, daß sie uns mit unserer Entwicklung helfen wollen. Aber wir können nicht immer wissen, ob wir uns darauf verlassen können, daß sie wirklich biologisch-dynamisch angebaut sind. Da können wir reinfallen. Man sieht es ihnen aber an, ob sie biologisch-dynamisch angebaut sind, denn dann sind sie kleiner und auch im Geschmack anders. Dann weiß man es.

Viel kann man an der Aura der Gemüse sehen. Die Auren sind wirklich verschieden, wenn sie biologisch-dynamisch oder konventionell angebaut sind. Aber das seht ihr nicht, aber das müßt ihr lernen. Ihr müßt lernen, den Unterschied zu sehen. Aber dazu müßt ihr lernen, zu einem Schauen der Elementarwesen kommen. Das könnt ihr, wenn ihr meinen Rat in meinem vorigen Buch befolgt. Jetzt könnt ihr sie nicht sehen, aber bald könnt ihr es. Und dann seht ihr auch Christus in der Natur. Er ist bei den guten Elementarwesen, die zusammen mit dem biologisch-dynamisch angebauten Gemüse und Früchten sind. Die ökologischen Gemüse sind nicht so gut wie die biologisch-dynamischen, weil sie nicht die Präparate bekommen haben. Aber ihre Elementarwesen sind auch christlich.

Mein Schutzgeist möchte, daß wir zwei Wochen lang jeden Tag schreiben, damit ich mein Buch fertig bekomme. Jetzt können wir länger schreiben als an den Vormittagen (*das war weniger als eine Stunde einmal die Woche; H.O.*), aber wir müssen viel länger schreiben. Mein Buch wird später einmal für die biologisch-dynamische Ausbildung in Deutschland verwendet werden. Aber es wird noch einige Jahre dauern, bis wir es auf Schwedisch drucken können.

Hilke: Hallo Andreas, willst Du mit Deinem neuen Buch weitermachen?

Andreas: Ja. Wir können nicht so unverschämt zu den Elementarwesen sein, wie wir es jetzt sind. Denn dann wollen meine guten Elementarwesen nicht länger dabei mitmachen, Gemüse und Getreide für uns hervorzubringen. Wir müssen lernen, ihnen zu danken, wenn wir essen, sonst wollen sie nicht mehr für uns arbeiten. Meine guten Elementarwesen wollen nicht erst auf unseren Dank hoffen und dann keinen bekommen. Das könnte das Ende für unsere Erde und für uns werden. Nun könnte man ja meinen, daß sie trotzdem die Verantwortung für unsere Nahrung haben sollten, aber etwas Rücksicht müssen wir doch nehmen. Wir können nicht von ihnen verlangen, daß sie uns helfen, wenn wir sie nicht als unsere Mithelfer betrachten wollen. Das sollten doch alle verstehen können.

Warum wollt ihr ihnen eigentlich nicht danken? Ihr seid doch völlig auf sie und ihre geistige Hilfe bei eurer Ernährung angewiesen! Es ist an der Zeit, daß ihr mit ihnen zusammenarbeitet. Das könnt ihr, ohne etwas Wichtiges zu verlieren. Einige Menschen danken ihnen ja durchaus. Die anderen könnten wegen ihrer Ignoranz im nächsten Leben Hunger leiden. Da werden diejenigen hungern, die heute den Elementarwesen nicht danken. Viele derjenigen, die heute hungern, haben ihnen in ihrem vorigen Leben nicht gedankt. Da waren sie ziemlich eingebildet und haben geglaubt, daß sie es selber sind, die solche Produkte hervorbringen, die man essen kann. Aber da haben sie sich selber betrogen. Wir können nur säen, gießen und anderes, wie z.B. Unkraut entfernen. Das Wichtigste machen die Elementarwesen. Das versteht ihr noch nicht, nur weil ihr sie nicht seht, aber ihr könnt doch verstehen, daß nichts von allein entsteht. Das ist doch nicht so schwer zu begreifen. Alles andere muß man ja auch herstellen. Die Gene sind ja nur der Architektenentwurf. Dann müssen ja andere das Haus bauen.

Jetzt bin ich für heute fertig.

Hilke: Hallo Andreas, willst Du weiter an Deinem Buch schreiben?

Andreas: Mein Buch wird länger, als ich glaubte. Denn ich habe so viel über die Elementarwesen zu erzählen. Wir können es nicht verstehen, wie sie die Blütenblätter so farbenfroh und dünn und fein machen können, nur aus Wasser und Luft und Licht. Wenige Menschen können das verstehen. Man könnte glauben, daß sie Chemiker und Künstler sein müssen.

Hilke: Wir haben zu Hause gerade eine Amaryllis in voller Blüte. Äußerst dünne, große Blütenblätter mit einer wunderbaren, warmroten Farbe. Wenn die Sonne auf sie scheint, sind sie wie durchsichtig, strahlend rot. Wie kann denn nur diese Verwandlung von Wasser, Luft und Licht zu einem solchen Wunderwerk geschehen?

Andreas: Eine Überfülle von Lebenskraft lebt in diesen Blütenblättern. Es sind die Wassergeister, die das Wasser in Blumensaft verwandeln, und die Luftgeister, die die Farbe hervorbringen. Mein Engel sagt mir, daß Du versucht hast, die Blume zu bewundern. Aber Du siehst die Elementarwesen noch nicht, weil Du sie nicht mit geliehenen, übriggebliebenen Gefühlen bescheren, sondern direkt mit ihnen in Kontakt kommen willst. Das ist gut, aber Du mußt auch glauben, daß Du sie in ihrem richtigen Glanze sehen kannst. So schön man auch die Blumen findet, viel schöner sind diese sogenannten Undinen und Sylphen. Sie sind noch schöner. Sie bewegen sich die ganze Zeit sehr schnell und raffiniert. Du glaubst nicht, wie anders als die Menschen sie sich bewegen. Formlos sind sie und wunderbar schön in vielen verschiedenen Farben und veränderlichen Formen. Du ahnst nicht, welche andersartigen Bilder sie haben von dem, was sie machen sollen. Sie sehen große lebendige Spaliere von überströmender Vegetation vor sich. Es geht ihnen am besten, wenn sie mit genügend Zama schaffen können.

Hilke: Was ist Zama?

Andreas: Das sind Amama. Das sind alle anderen Wesen, die mithelfen, nämlich die Kleinen, die Wasser und Luft in Materie verwandeln können, die nach oben wächst. Es sind kleine Wesen, die alle nicht mit ihren Engeln besprechen, wie sie die Blumen aufbauen sollen, denn das machen dann die Sylphen. Sonst könnten die Sylphen die Farben nicht hervorbringen. Die Kleinen machen nur das eigentliche Material für die Blume, und die Undinen formen das Material, und die Sylphen geben die Farbe auf die Formen.

Hilke: Aber besteht denn die Farbe nicht auch aus chemischen Substanzen?

Andreas: Schon, aber diese Substanz macht Zama auch, ohne daß sie schon Farbe hat. Sie machen genau die Substanz, die die Sylphen und Undinen brauchen. Das ist eine außerordentlich intensive Zusammenarbeit, die diese Wesen haben. Sie bewegen sich mit großer Geschwindigkeit und wenden sehr kraftvolle, reichhaltige Energien an, um Wasser und Luft in Pflanzensubstanz verwandeln zu können. Die übrigen Elementarwesen können dann diese Substanz anwenden und die Pflanze gestalten, die wir sehen können. Aber weise Geistwesen dirigieren, wohin die Substanz ihren Weg nehmen soll.

Das war alles für heute. Du hast mir versprochen, jeden Tag mit mir zu schreiben, bis das Buch fertig ist. Das ist gut, denn dann kann ich mich daran erinnern, was ich am Tag vorher geschrieben habe. Dann kann es einen besseren Zusammenhang der Teile ergeben. Aber jetzt müssen wir fahren. Sonst komme ich zu spät zum Abendessen.

Andreas: Gut, daß wir heute wieder schreiben können. Meine guten Elementarwesen können nicht wissen, daß wir sie nicht sehen können. Das wollten sie nicht glauben, als ich es ihnen heute erzählte. Sie sehen uns ja, meine Geschwister und ich können sie auch sehen, aber ihr anderen nicht. Deshalb nehmen die meisten Menschen keine Rücksicht auf sie. Es ist nicht sicher, daß ich sie besser sehe als meine Brüder, aber das ist ja nicht so wichtig.

Meine Augen sind nicht so gut, um in der Nähe sehen zu können, aber auf die Entfernung sehe ich gut. Meine guten Elementarwesen sehe ich dagegen gewaltig gut in der Nähe und auf Abstand. Meine Augen waren früher besser, aber jetzt kann ich die Elementarwesen besser sehen als früher. Sie sind so froh, wenn wir sie sehen wollen, und glauben nun, daß ich euch von ihnen erzählen kann. Das mache ich ja nun, und damit will ich fortfahren, bis alle Menschen sie selber sehen können.

Sie haben wunderbare Farben, Du glaubst nicht, wie schöne Farben sie haben. Das haben sie alle, damit alle ihre Farben sehen können, die sie sehen. Früher konnte ich sie auch nicht schauen, aber jetzt habe ich gelernt, sie sehen zu können.

Andreas: Mein neues Buch handelt von meinen Erfahrungen mit den Elementarwesen. Ein Glück, daß Du Dich zur Verfügung stellst, mich jeden Tag zu stützen. *(Beim FC-Schreiben.)* Jetzt kann ich mich besser daran erinnern, was ich vorher geschrieben habe. Ich bin so froh, daß Du mit mir schreibst, denn dann ist mein ganzes Leben sinnvoll.

Hilke: Vor allem, wenn Deine Bücher herauskommen und wenn, hoffentlich, Deine ganze Wohngemeinschaft und alle Menschen, die nicht sprechen können, FC werden anwenden können!

Andreas: Es ist mein Engel, der meine guten Kenntnisse verwenden will, um Wissen über alle Elementarwesen zu erhalten. Gerne möchte ich Menschen zu Hilfe kommen, zu lernen, ehrliche Wesen sehen zu können, die sie jetzt nicht sehen. Wir brauchen es, sie sehen zu können, um wieder mit ihnen zusammenarbeiten zu können. Es ist ganz notwendig für die Zukunft der Erde, daß wir mit ihnen zusammenarbeiten können, denn sonst wird die Erde unbewohnbar für alle Menschen und Tiere und Pflanzen.

Jetzt können wir wieder zurückfahren.

Hilke: Hallo Andreas, jetzt kannst Du an Deinem neuen Buch weiterschreiben.

Andreas: Nun kann ich sagen, was ich schon gestern sagen wollte, daß wir nämlich gut schon mehrere sein können, die Elementarwesenseher heißen können. Nun kannst auch Du Dich so nennen, denn Du hast die schönen, teuren, reichen Zgorne gesehen. Das sind Wesen, die Gutes für unsere Entwicklung wollen. Sie waren bei euch, als ihr heute die *„Philosophie der Freiheit"* von Rudolf Steiner last. Du hast sie mit Deinen guten Gefühlen erlebt und gabst den anderen Menschen eine so schöne Erklärung, wie die Amaryllis entsteht. Du verstehst das besser als die anderen, aber alle mit Autismus verstehen es. Du hast einen großen, starken Eindruck auf solche Wesen gemacht, die uns mit ihren weisen Gedanken helfen wollen. Alle waren dabei, die euch wohlwollen. Mein Lehrer A war auch dabei.

(Dann schrieb Andreas einiges über die Anerkennung und Verbreitung von FC.)

Wir können nicht schreiben, wenn wir unsere Hände nicht spüren. Wir spüren unsere Hände nicht, wenn wir nicht jemanden haben, der die Hand drückt. Wir wollen mit euch allen schreiben. Aber das geht nicht, wenn ihr nicht genügend drückt.

Hilke: Willst Du jetzt weiter an Deinem Buch schreiben?

Andreas: Du hast recht, wir haben noch so viel über die Elementarwesen zu schreiben. Sie wollen so gerne, daß ihr sie seht. Aber bald seid ihr kapabel dazu. Wenn ihr mit beiden Beinen auf der Erde steht, könnt ihr sie nicht sehen, aber wenn ihr einmal angefangen habt, sie zu sehen, könnt ihr leicht fortfahren. Meine Mutter will sie gerne sehen, aber sie hat nicht genügend Geduld, die Blumen lange genug anzuschauen. Das wird mit der Zeit besser werden.

Aber nun müssen wir über ordentliche Wesen schreiben, die wir mit dem Herzen erleben können. Das sind meine guten juvenilen Kinder, die Kinder, die mit neuen Kräften zur Welt kommen wollen. Ich meine Menschenkinder. Mit diesen Kindern wird es so sein, daß sie die Elementarwesen von Anfang an sehen können.

Jetzt können wir zurückfahren.

Hilke: Hallo Andreas, ich habe das Buch *„Meister Grau"* von Rebecka Vik mitgebracht. Willst Du es jetzt anschauen oder mit nach Hause nehmen? Sollen wir es hier durchblättern und uns alle Bilder von den Naturwesen anschauen?

Andreas: Wir können es jetzt anschauen. Ich möchte es mit nach Hause nehmen. Ich möchte Rebecka treffen.

Hilke: Willst Du mit ihr mit Hilfe von FC sprechen? Und soll ich Dich stützen?

Andreas: Das wollen alle, die dieses Buch bekommen. Nur ich kann dieselben Wesen sehen wie sie.

Hilke: Hast Du einige der Wesen, die sie gemalt hat, wiedererkannt, als wir ihr Buch durchgeblättert haben?

Andreas: Das habe ich. Aber nicht alle. Dazu muß ich zu den Stellen kommen, wo sie sind.

Hilke: Sie hat vor, an diesen Orten Führungen zu machen, zu denen wir uns anmelden könnten. Aber sie macht auch private Führungen gegen Bezahlung.

Andreas: Ich möchte eine private Führung zu den Elementarwesen haben, die ich noch nicht kenne. Das sind Bergwesen und Wesen, die sich im Wald äußern. Aber alle Wesen, die sie zeigen kann, sind interessant. Vor allem abortige Wesen, die ich noch nicht richtig gut kenne. Das sind Wesen, die mit Tod und Verwesung zu tun haben. Auch andere Wesen, die nicht in Haus und Garten vorkommen, möchte ich kennenlernen. Es ist so selten, daß ich in die unberührte Natur hinauskomme. Das ist ein großes Geschenk, dort hinzukommen, wenn man sein ganzes Leben in einer Institution lebt. Ich möchte Rebecka sobald wie möglich treffen, und es geht gut, in der Natur zu wandern, auch wenn Schnee liegt.

Hilke: Willst Du noch auf der Marimba spielen, bevor wir zurückfahren?

Andreas: Ich will jetzt zurückfahren und Mittag essen.

Hilke: Hallo Andreas, jetzt kannst Du wieder schreiben.

Andreas: Du hast versucht, die Amaryllis lange anzuschauen, und hast die Elementarwesen nicht gesehen. Alle waren sie da, aber Du hast sie nicht gesehen. Das war so schade. Du mußt lernen, sie mit den Namen der Sylphen und Undinen zu sehen. Mein Engel sagt, daß Du es ehrlich versucht hast, daß Du sie aber noch nicht sehen kannst. Du kannst sie bewundern, aber nun mußt Du üben, sie zu sehen. Sobald Du Bewunderung fühlst, kannst Du sie auch ahnen. So kommst Du allmählich auch dazu, sie zu sehen. So schwer kann das also sein für euch kluge Menschen.

Hilke: Jetzt hat die wunderbare große Amaryllis angefangen zu welken. Ziehen sich da die Elementarwesen zurück?

Andreas: Klar machen sie das. Du kannst jetzt die kleine Orchidee anschauen, die gerade anfängt aufzublühen. Sie sagt Dir, daß Du bald so tüchtig sein wirst, ihre Elementarwesen zu sehen, weil Du schon siehst, wie sie um sie herumwirbeln. Du brauchst nur die Augen zuzumachen, wenn Du siehst, wie sie wirbeln. Dann zeigen sie sich.

Mein Engel möchte, daß ich bald Rebecka treffe. Du kannst sie jetzt gleich anrufen. Dann können wir morgen hinfahren.

Hilke: Jetzt habe ich mit Rebecka gesprochen. Jetzt ist noch sehr viel Schnee im Wald, den sie in ihren Büchern von den Elementarwesen beschrieben hat. Es wäre besser, in einem Monat dort hinzugehen. Dort, wo sie wohnt, ist ein großes Fabrikgebiet, ganz schwarz von Kohlen, aber mit dem Meer in der Nähe. Willst Du sie dort nur besuchen? Oder was denkst Du?

Andreas: Ich möchte sie dort besuchen, wo sie wohnt, und mit ihr mit Hilfe von FC sprechen.

Hilke: Würde es Dich stören, wenn Erik mitkäme?

Andreas: Das geht gut, daß er mitkommt. Wir können beide mit Rebecka sprechen. Erik ist ebenso interessiert an den Elementarwesen wie ich.

Hilke: Dann werde ich versuchen, es so bald hinzukriegen, wie sich eine Möglichkeit dafür ergibt. Was willst Du mehr in Deinem Buch schreiben?

Andreas: Das Buch ist bald fertig. Aber wenn ich mit Rebecka gesprochen habe, kann ich weiterschreiben.

Andreas: Jetzt möchte ich fortfahren, von den Elementarwesen zu schreiben. Du hast jetzt angefangen, sie zu sehen. Die Sylphen, die Du gesehen hast, sind von der Art, die den Pflanzen helfen können, endlich Blumen zu werden. Das sind schnelle, so reiche, minimale Wesen, die sich viel zu schnell bewegen, als daß man sie sehen könnte. Aber sie wirbeln um die Blumen herum.

Hilke: Sie sind also klein und sehr beweglich, aber was meinst Du mit „reich"?

Andreas: Das bedeutet, daß es leicht ist, sie physisch sehen zu können. Das sind die am meisten amandigen, kolorierten Minisylphen auf der Erde. Sie können alle Blumen zum Aufblühen bringen. Meine beste Blume, die ich kenne, ist die Orchidee in eurem Wohnzimmer. Sie ist so hübsch und schön, hat so schöne Farben und so feine Formen. Die große Amaryllis hat große, mächtige Blüten und hat große, mächtige, entsprechende Sylphen um sich herum. Du kannst ihre heilige Schönheit ahnen. Sie sind wunderbar andächtig in ihrer Arbeit.

Du weißt nicht, wie hochstehend ihre Engel sind. Das sind meine geliebten Kolorite, die diese große Amaryllis hat. Du weißt nicht, wie ich diese Farbe liebe. Du ahnst, daß große, heilige, mächtige Wesen um sie herum sind. Ich kann sie mit meinem etwas raffinierten Sinn sehen, mit dem ich mich in Deine Seele einleben kann. Ich habe sie ja nicht in Wirklichkeit gesehen. Aber ich fühle, was Du fühlst, wenn Du Deine Pflanzen anschaust.

Du mußt sie öfter gießen. Vielleicht jeden zweiten Tag. Die Amaryllis hat genügend Wasser bekommen und auch die Orchidee, aber nicht die anderen Pflanzen. Die sind so anspruchslos, daß sie nur so selten gegossen werden, und das reicht ihnen, weil sie euch so gerne haben. Sie haben während aller Jahre keine neue Erde bekommen, aber es würde ihnen guttun.

Hilke: Was bedeutet „amandig"?

Andreas: Das bedeutet liebenswerte Minisylphen.

Du kannst jetzt wieder an Deine Arbeit gehen und dies meinem Buch hinzufügen.

Hilke: Hallo Andreas, willst Du mit Deinem Buch weitermachen?

Andreas: Gerne. Mein Buch soll auch viele Erzählungen über andere Wesen beinhalten. Mein geistiger Lehrer möchte Dich gerne fragen, ob Du Deine Orchidee heute angeschaut hast. Das mußt Du während einer längeren Zeit jeden Tag tun, mindestens eine Viertelstunde. Aber Du mußt lernen können, das ehrlich und in Ruhe zu üben. Die Übung ist notwendig, damit Du die Gedanken des Tages wegbekommen kannst. Mein Lehrer kann mit Dir edelfeilen. Edelfeilen bedeutet, sich an das zu erinnern, was man mit neuen Augen sehen kann. Es ist nicht leicht, sich an das zu erinnern, was man schaut. Aber es ist auch nicht so schwer.

Mein Lehrer kann sehen, ob Du Dich mit Deiner Blume besprichst oder nicht. Du mußt Dich mit Deiner Blume besprechen, damit sie Dir mit dem Schauen helfen kann. Es spielt eine große Rolle, ob Du lernst, Dich mit Deiner Blume auf die richtige Weise zu besprechen. Du kannst mit ihr darüber sprechen, daß Du ihre Aura sehen möchtest und daß Du lernen willst, ihr Bedürfnis an Wasser und Düngung zu spüren. Du düngst ja Deine Blumen nie, aber sie brauchen manchmal etwas Kompost. Du machst so viel anderes, was wichtig ist, aber Du darfst Deine Blumen nicht vergessen. Sie wollen Dir helfen, aber Du mußt sie besser pflegen. Nun kannst Du nach Hause fahren und ihnen ein bißchen Liebe geben und sie von mir grüßen, daß ich sie besuchen möchte. Wir können ja gleich hinfahren. Das machen wir. Ich bin ja viele Jahre lang nicht bei euch gewesen, aber ich weiß, daß ihr einige Pflanzen immer noch habt. Mein Lehrer meint, daß wir jetzt hinfahren und Deine Orchidee besuchen sollen. Das können wir jetzt gleich tun.

Hilke: Hallo Andreas, jetzt bin ich schon neugierig auf die Fortsetzung von Deinem Buch! Du warst ja gestern eine kurze Zeit zu Hause bei uns.

Andreas: Ich habe mit meinem geistigen Lehrer darüber gesprochen, wie ihr es in eurer Wohnung habt. Bemerkenswert unordentlich, vor allem viel Papier überall, gefährliche Vibrationen, Durcheinander. Das tut euch nicht gut. Ansonsten sind es viele gute Elementarwesen bei euch zu Hause, die euch so gerne haben. Aber jetzt müßt ihr besser aufräumen. Sonst wird daraus eine sogenannte drukale Serie von Untermarja.

Hilke: Lieber Andreas, wir haben eine viel zu kleine Wohnung für alle Papiere und Bücher, die Papa und ich bekommen, produzieren und aufsparen wollen. Wir haben so viel mehr angesammelt, als man in einer Gruppenwohnung, wo Du wohnst, haben könnte. Aber wir können absolut besser aufräumen und ordnen!

Aber was ist eine „drukale Serie von Untermarja"?

Andreas: Das ist Chaos in euren Köpfen, wenn ihr alt werdet. Es wäre so schade, wenn ihr dement würdet. Alle eure Papiere werden ja doch verbrannt, wenn ihr sterbt. Alle eure Sachen werden von euren Nachfolgern weggeworfen werden. Ihr könnt ja nichts in den Himmel mitnehmen.

Deine blühenden Blumen waren so schön! Sie meinen, daß Du Deine Gesundheit vernichtest dadurch, daß Du nicht spazierengehst. Sie haben es von ihren Engeln gehört. Aber Du nimmst Dir keine Zeit dafür. Das mußt Du. Sonst stirbst Du bald an einem Herzinfarkt. Du wirst aber wirklich noch sehr hier auf der Erde gebraucht.

Hilke: Danke Andreas, daß Du mich ermunterst, mir Zeit für meine Gesundheit zu nehmen. Waren unsere Blumen so, wie Du sie Dir vorgestellt hattest?

Andreas: Sie waren exakt so, wie ich sie mir vorgestellt hatte. Aber die Orchidee war noch schöner. Du hast die schönste Orchidee, die ich je gesehen habe.

Jetzt möchte ich über meine Elementarwesen schreiben. Die wollen alle von euch gesehen werden. Sie können nicht länger warten. Ihr habt so viele davon in eurem Heim, daß ihr richtig zittrig von all diesen Wesen werdet. Die wollen, daß ihr für sie betet. Das könnt ihr machen, indem ihr das Vaterunser in eurem Wohnzimmer betet. Ihr könnt es leise beten, aber jeden Tag. Du betest es ja jeden Abend, aber Du kannst es noch einmal in eurem Wohnzimmer beten.

Hilke: Ja, das können wir machen. In unserem Wohnzimmer, wo ja auch die Küche ist und wo wir essen, gibt es ein Problem. Dort habe ich nämlich meinen Computer, mit dem ich jeden Tag arbeite, und das stört Papa. Ich möchte aber den Computer nicht im Schlafzimmer haben.

Andreas: Wenn Du nur nicht in der Nacht dort arbeitest, wendest Du ihn richtig an.

Andreas: Jetzt kann ich mit meinen Elementarwesen fortsetzen.

Nun möchte ich, daß Du die Elementarwesen sehen lernst, um ihnen einen Platz in Deinem großen Herzen geben zu können. Aber da mußt Du Deine blühenden Pflanzen viel länger anschauen, als Du es jetzt tust. Du kannst sie sicher ganz bald anfangen zu sehen, wenn Du tagsüber Deine Spaziergänge wieder an dem Kastanienbaum vorbei machst. Der möchte Dich wieder treffen, er wartet auf Dich, aber es ist jetzt noch zuviel Schnee auf dem Wanderweg dorthin. Erik hat Dir ja gesagt, daß Du für die Kastanienbäume beten sollst, und das hat diesem Baum geholfen. Aber Du mußt mit Deinen Gebeten jeden Donnerstag weitermachen.

Andreas: Ich möchte Rebecka treffen. Ihre Bücher sind so interessant. Ziemlich viel von dem, was sie beschreibt, habe ich auch gesehen. Es sind hauptsächlich die kränklichen Wesen, die ich nicht kenne. Meine

Wesen sind nicht so schwächlich wie ihre, denn ich sehe sie nur in meinen Träumen, wenn ich auf meinen Reisen in der großen Welt bin. Da kann ich sie sehen in ihren richtigen Formen. Aber jetzt kann ich sie sehen, wie Rebecka sie sieht, und da weiß ich, wie sie sich in der Wirklichkeit zeigen. Es ist spannend, es zu vergleichen mit dem, was Rebecka erlebt.

Aber wir haben anderes zu besprechen, z.b. Varane, die so klein sind, daß man sie fast nicht sieht. Diese Wesen sind nicht so breit, wie Rebecka sie schildert. Wir können wohl alle den von Andreas anbefohlenen Weg gehen, lange eine Pflanze anzuschauen, sie im Gedächtnis zu behalten, zu den Erinnerungsbildern zurückzugehen und zu anderen Erlebnissen zu kommen, indem man wieder zu der Pflanze zurückgeht. Das ist nicht leicht, aber das ist meine Empfehlung.

Wir können nicht zu einem richtigen Bild der Elementarwesen der Pflanzen kommen, wenn wir nicht daran arbeiten wollen, sie erleben zu können. Es ist heute so wichtig, daß wir uns um sie kümmern, um unserer Erde helfen zu können. Der Tsunami in Japan (im März 2011) war ein Versuch, es so vielen wie möglich bewußtzumachen, daß wir nicht die Herren der Erde, sondern auf klare, minutiös verantwortliche Elementargeister angewiesen sind. Daß ein Reaktor kaputtgegangen ist, ist eine Katastrophe, aber es sind wir Menschen, die wissen müßten, daß Radioaktivität viel zu gefährlich ist, um so viel angewendet zu werden. Wir sollten Windkraft und andere alternative Quellen für unsere Energie anwenden. Das sagen die Naturwesen. Man kann heute nicht weiterkommen, ohne diese Alternativen anzuwenden.

Ich muß sagen, daß wir nicht weiterschreiben können, wenn Du Dir nicht Zeit nimmst, Deine Blumen anzuschauen.

Hilke: Hallo Andreas, was willst Du sagen?
Andreas: Kannst Du die Instrumente mit den Naturskalen holen?

Hilke: Jetzt haben wir etwas darauf herumimprovisiert. Wie findest Du es?
Andreas: Etwas ungewohnt, aber riesig abenteuerlich. Ich kann nicht so wie Du auf ihnen spielen. Du spielst wunderbar auf ihnen. Das hört sich wie die Musik der Elementarwesen an. Das ist die Musik

der Zukunft. Das ist Musik, die wir weiterentwickeln müssen. Unser gegenwärtiges Tonsystem ist viel zu starr. Aber Du hast das Tonsystem der Zukunft gefunden. Jetzt möchte ich Dich wirklich bitten, mehr zu spielen.

Aber Du mußt die Orchidee anschauen, bevor ich weiter an meinem Buch schreibe. Das mußt Du wirklich. Sonst kannst Du glauben, daß ich nur etwas sehe, was Du nicht sehen kannst. Du erlebst kleine dreieckige bewegliche Wesen. Das sind Sylphen. Du mußt auch verstehen, daß Du die Undinen sehen können mußt, die eine auffallend rundere Form haben. Die arbeiten ja zusammen, die erlebst Du nur ein wenig. Aber Du mußt sie deutlicher sehen, bevor ich mit meinem Buch fortfahre. Jetzt können wir zurückfahren.

Noch ein paar Tage, und mein Buch ist fertig.

Hilke: Hallo Andreas, was willst Du sagen?

Andreas: Du möchtest ja so gerne, daß ich mehr über die Elementarwesen schreibe, aber dazu brauchst Du nur direkt auf die blühenden Wasserwesen in Deinen Pflanzen zu Hause schauen. Diese Wasserwesen, die wollen auch gesehen werden. Sie sieht man in dem unteren Teil der Blütenblätter, und den anderen Teil formen die Sylphen. Das ist ihre Zusammenarbeit. Aber Du kannst sie erst ahnen. Aber bald kannst Du sie wirklich sehen.

Jetzt können wir nach Hause fahren.

Hilke: Hallo Andreas, willst Du weiter an Deinem Buch schreiben?

Andreas: Ein wenig gibt es noch zu schreiben. Aber Du mußt lernen, meine Ratschläge jeden Tag anzuwenden. Jetzt übst Du nur jeden zweiten Tag. Ich merke es, wenn Du übst, und freue mich jedesmal, und Du machst jedesmal Fortschritte. Das ist so herrlich, daß Du jetzt Etschewit erlebst, wenn Du alle Undinen siehst.

Hilke: Aber ich kann nicht mit ihm sprechen, nicht wahr?

Andreas: Das kannst Du wohl bald.

Hilke: Du hast eine so effektive Art, mich dazu zu bringen, wirklich zu üben! Nicht nur in allen Aufgaben unterzugehen, die ich nicht schaffe.

Andreas: Vielleicht solltest Du nicht soviel mit Ökonomie arbeiten. Das können andere machen.

Hilke: Ich weiß nicht, wer alle unsere Rechnungen schreiben, bezahlen, die Buchführung machen usw. könnte. Aber Du hast recht, ich sollte jemanden suchen.

Du wolltest auch über Christus in der Natur schreiben.

Andreas: Meine Aufgabe ist es, euch beizubringen, die Elementarwesen zu sehen, dann könnt ihr selber entdecken, daß Christus in der Natur ist, wo christliche Elementarwesen sind. Alle Elementarwesen in der Natur sind christlich, und da können euch alle von Christus erzählen.

Hilke: Aber wenn man die Elementarwesen in der Natur sehen kann, kann man dann selber Christus dort sehen – oder nur, wenn die Elementarwesen von ihm erzählen?

Andreas: Dann kann man auch selber Christus immer in der Natur sehen und wie er ordentliche Sachen faßt, an denen man sonst vorbeisieht. Da kann man seine Liebe zu allem und zu allen sehen. Aber da will er auch, daß man in der Nacht zu ihm kommt, wenn man schläft.

Hilke: Etwas muß ich dich noch fragen, was ich nicht verstanden habe: daß Christus „ordentliche Sachen faßt" in der Natur, an denen man leicht vorbeisehen kann. Was exakt meinst Du damit?

Andreas: Er faßt Beschlüsse darüber, wie die Natur gesünder werden soll, indem wir Menschen unsere Sinne und Gefühle dafür anwenden, die Elementarwesen zu ernähren.

Hilke: Hallo Andreas, was willst Du sagen?

Andreas: Ich möchte sagen, daß ich bald zu Rebecka fahren möchte. Du mußt sie anrufen und eine Zeit buchen. Es eilt, denn wir können einander helfen.

Du hast heute den Wasserfall gesehen und versucht, die Undinen zu sehen. Da waren große Wasserwesen. Die sehen aus wie große Elefanten, die herumtummeln und Wasser aufeinander spritzen; so hast Du sie geahnt. Aber Du konntest sie nicht als Undinen auffassen, sondern als große Wasserwesen, die keine Undinen sind, sondern andere Namen haben, die ich noch nicht gehört habe.

Hilke: Ich frage mich, ob sie an dieser Stelle im Wasserfall des Nyköpingflusses unter der Brücke nahe dem Meer bleiben oder ob das immer neue Kolosse sind. Deine Bezeichnung „Elefanten" paßt tatsächlich richtig gut!

Andreas: Vielleicht bleiben sie dort, aber das weiß ich nicht. Das habe ich nie selber gesehen. Nie hat es dort soviel Wasser gegeben, wenn ich da war. Auch Du hast noch nicht soviel Wasser in diesem Fluß gesehen. Das ist so anders, wenn Du so lange alles Lebendige anschaust. Da kannst Du jedesmal mehr sehen, jedesmal etwas mehr.

Andreas: Jetzt kann ich mehr über die Elementarwesen schreiben. Du hast heute die Blumen nicht angeschaut, aber Du wirst das heute abend machen. Alle Elementarwesen wollen von Dir gesehen werden, um Dir sagen zu können, daß Du ein guter Geisterseher bist, wenn Du sie siehst. Es ist gut zu wissen, daß Du von ihnen akzeptiert wirst. Das wirst Du, denn Du kannst sie lieben. Das werden alle, die sie lieben. Das werden die nicht, die nicht lieben können. Die müssen erst lernen zu lieben, dann können sie anfangen, sie zu sehen. Du mußt das mit ins Buch hineinnehmen.

Ansonsten kann ich darüber schreiben, wie man lernen kann, mein schädlich wirkendes, dummes Betragen dafür anzuwenden, daß ein anderer, großer Andreas euch lehren kann, sich mit den Elementarwesen zu besprechen. Ihr könnt mich fragen, und ich frage sie. Alle wollen gefragt werden. Das gilt für alles, was mit dem Lebendigen zu tun hat.

Hilke: Das ist ja ein großes und wichtiges Angebot! Aber wir sind auch dankbar, wenn Du selber über das Lebendige schreibst, wenn Du siehst, daß wir darüber etwas wissen müßten!

Andreas: Darüber kann ich euch etwas sagen, wenn ihr fragt. Sonst darf ich es nicht sagen. So könnt ihr uns am besten verwenden. Jetzt können wir nach Hause fahren. Alles ist anders in der Elementarwelt als in unserer. Alles ist ganz anders als in unserer Welt. ❦

Wie kann man die Elementarwesen schauen?

Drittes Buch von Andreas und Hilke Osika

Zuerst die Fragen von Rebecka zu dem Vorigen und Andreas' Antworten:
Rebecka: Was für Wesen sind Mosospo?
Andreas: Das sind Asuras. Die wollen die Welt wieder einnehmen.
Das können sie, wenn wir nicht mehr zu Gott beten. Das wäre das
Ende unserer Erdentwicklung. Aber wir beten ja jeden Tag zu Gott.
Rebecka: Was sind Deine Traumreisen?
Andreas: Reisen in der geistigen Welt. Da sind wir wach, während
wir schlafen.
Rebecka: Sind das Astralreisen?
Andreas: Ja. Aber wir können nicht alle die Elementarwesen sehen,
während wir schlafen. Alle können sie sehen, aber es sind nur wenige,
die sich daran erinnern können, wenn sie aufwachen.

*Auf die Frage, ob wir mit Christus zur Natur kommen müssen, wie Rebek-
ka meint, oder ob wir Christus in der Natur finden, wie Andreas meint,
schrieb Andreas:*
Andreas: Gewöhnlich ist es so mit Christus, daß er in der Natur
ist, aber wir Menschen müssen ihn ganz selber erleben, aber auch in
der Natur. Auch die Natur soll wissen, daß Christus auferstanden ist.
Das wissen die Naturgeister, aber nicht die Elementarwesen, die in
den angebauten Pflanzen sind. Die müssen es von uns Menschen zu
hören bekommen.

24.03.2011

Andreas: Du mußt dies mit in mein Buch hineinnehmen, aber nicht
das, was ich über die Affen geschrieben habe.
Hilke: Ich kann mich gar nicht erinnern, daß Du früher etwas über
Affen geschrieben hast.
Andreas: Du erinnerst Dich nicht, daß wir im Skansen gesehen
haben, wie Affen alle Arten von Stöcken verwendet haben? Da habe

ich geschrieben, daß sie nicht unsere Gedanken anwenden können, wenn sie etwas tun, sondern uns eben nachäffen. Die lernen von den Elementarwesen, was sie für Werkzeug anwenden. Das ahnen sie mit ihren atavistischen Gefühlen, daß es eine andere Bedeutung hat, so weit kommen zu können, um auf eine gute Weise mit Werkzeug umgehen zu können. Dabei handelt es sich ja um Tiere. Das kann mein nächstes Buch werden. Das möchte ich laminatisch schreiben, das heißt jedesmal, wenn wir hier die nächste Zeit schreiben.

29.03.2011

Andreas: Jetzt möchte ich über Tierwesen schreiben. Die sieht man nicht direkt, aber die kann man sehen, wenn man die Elementarwelt sehen kann. Dann sieht man nur ein wenig mehr von dieser Welt, etwas mehr von meinen guten Papamas, aber ich wende nichts anderes an als meine Augen, um sie zu sehen. Meine Anamen. Amanen sind wie Daminen mit etwas kurzen Oberarmen. Man kann meine Amanen in verschiedenen Tierarten sehen. Die Amanen können den Tieren helfen, ihre Wohnstätten herzustellen. Am sichersten kann man sie sehen, wenn wir diesen Wohnstätten ordentlich nahekommen können. Dort sind sie und geben den Tieren Anweisungen, wie sie übriggebliebenes Material dazu anwenden können, ihre Wohnstätten zu bauen. Nuancerade Ratschläge geben sie den Tieren. Aber meine Amanen können nicht wissen, ob wir Menschen alle von den Tieren angewendeten Wohnstätten wieder zerstören werden. Aber die Dämme, die die Biber bauen, können die Menschen nicht zerstören, dann werden verlassene angewendet.

Hilke: Aber leider zerstören die Menschen manchmal die Dämme der Biber, z.B. wenn man glaubt, daß sie zu Überschwemmungen führen.

Andreas: Alle Biber wollen ihre Dämme unberührt haben, aber sie wenden auch alte, allgemeine solche Wohnstätten an, die die Menschen in Frieden gelassen haben. Alle Biber wollen neue Wohnstätten haben, aber die Menschen machen es ihnen schwer, gute Stellen zu finden. Nicht alle Bäche haben noch Bäume um sich. Die Dämme brauchen sie, um sich verstecken und um fischen zu können. Meine

Amanen können ihnen gute Stellen zeigen, aber sie wissen nicht, ob die Menschen diese Stellen gutheißen können.

Hilke: Könnten wir Menschen ihnen auf irgendeine Weise helfen (abgesehen davon, ihre Wohnstätten nicht zu zerstören)?

Andreas: Jetzt können wir ihnen dadurch helfen, daß wir ihren Wohnstätten nicht zu nahe kommen und sie nicht stören. Ich habe überhaupt noch nie eine Biberwohnung gesehen. Wir können doch mal eine anschauen. Alle können doch nicht zerstört worden sein.

Die Menschen wissen nicht, was sie tun, wenn sie eine solche Biberwohnstätte zerschlagen. Sie können ja nicht wissen, daß sie Lebensraum für geistige Wesen zerstören, die zusammen mit den Bibern kommen. Diese geistigen Wesen haben eine Aufgabe in dem Gebiet, wo die Biber sind. Sie machen es für dieses Gebiet möglich, gerne übrige, ehrliche, geliebte, natürliche Amanen wohnen zu lassen. Dann können alle anderen Wesen auch dort wohnen, und sie können eine positive Atmosphäre in diesem Gebiet erzeugen. Da können dann überall ehrliche Wesen beim Pflanzengedeihen und der geliebten Luft und der Humusbildung mithelfen. Das ist gerade die Aufgabe der Biber.

30.03.2011

Hilke: Hallo Andreas, das war so spannend, was Du gestern über die Biber erzählt hast! Jetzt bin ich richtig neugierig darauf, was Du heute erzählen wirst!

Andreas: Ich möchte nicht nur so allgemein über die entsprechenden Tiere erzählen, sondern mehr über ihre sogenannte alarmierende Anatomie.

Hilke: Mir ist gestern nicht klargeworden, ob sie Anamen oder Amanen heißen.

Andreas: Hilke will nicht wissen, ob sie Amanen oder Anamen heißen, sondern wie ich sie nenne. Ich nenne sie Amanen. Die können den Tieren nicht helfen zu lernen, ihre sogenannten amanen, klugen, tüchtigen, strebsamen Lakamen anzuwenden, sondern hauptsächlich ihre Instinkte, um ihr Leben zu schaffen. Aber um Fressen und Baumaterial für ihre Wohnstätten zu finden, müssen die Tiere Hilfe bekommen, so daß sie es finden können. Die Amanen sind nicht ihre Gruppenseelen, sondern das sind Geistwesen, die dabei helfen, was täglich gebraucht wird.

Mein Geist sagt, daß die Amanen gute Geister sind, die in der Nähe aller Tiere sind. Aber wir können sie nicht sehen, weil sie sich in der Nähe der Tiere verstecken. Die können nicht wissen, daß wir sie sowieso nicht sehen können. Aber Du könntest sie sehen, wenn sie sich Dir alle zeigen würden. Das tun sie, wenn Du sie darum bittest. Das kann schön sein, ansonsten mußt Du die Vögel mit Äpfeln füttern und mit anderem, was sie mögen. Du glaubst nicht, wie dankbar sie dafür sind, daß Du sie den ganzen Winter hindurch fütterst. Das bedeutet für sie, daß die Menschen sich um asoziale Vögel kümmern, die auffressen, was die familiären Amanen in der Natur im Winter nicht finden können. Das ist zu schwer, dann Fressen in der Natur zu finden. Aber wenn Du sie fütterst, meinen sie, Du bist ihr Aman, und da wollen sie Dir gerne danken, indem sie Dir ihre Amanen zeigen, wenn Du darum bittest.

Jetzt können alle die Amanen sehen, die auch Elementarwesen sehen können, also auch Rebecka. Jetzt will ich sie bald treffen. – Aber Du sollst ja nach Finnland fahren, wo Du die Amanen nicht sehen kannst, weil dort andere sind, die Dich nicht kennen. Aber wenn Du zurückkommst, kannst Du sie sehen.

Wie gut, daß Du dort hinfährst, denn dort gibt es viele Kinder, die Dich brauchen, weil Du FC lehrst. Du glaubst gar nicht, wie wichtig das für die Kinder ist, mit FC schreiben zu können. Das ist das Wichtigste im ganzen Leben für sie. Du glaubst nicht, wie gerne sie schreiben können möchten; z.B. J., ein Junge im Rollstuhl, und ein Mädchen, das nicht spricht, sollten es lernen. Sonst können sie nicht in ihrer geistigen Entwicklung weitergehen. Denn dann können sie überhaupt nicht inkarnieren. Aber mit FC können sie sich so weit inkarnieren, daß sie ihr Gehirn bis zum Niveau der Amanen entwickeln können, und dann können sie im nächsten Leben ihre Erfahrungen dazu anwenden, anderen Menschen zu helfen, sich im Leben zurechtzufinden.

Das ist dann eine große Hilfe für diese Menschen, denn sonst werden sie geistig analog, wie jetzt die Tiere zu sein scheinen. Aber für

Menschen wird das viel schlimmer, etwa wie ein Rückschritt zu geistig sogenannten Maschinen. Damage ist es dann für sie, überhaupt und in Ewigkeit. Sonst können sie ihre geistige Entwicklung nicht fortsetzen. Damage bedeutet Katastrophe. Aber wir werden ihnen helfen können, wenn wir jetzt lernen, mit FC zu schreiben. Da können wir uns selbst erden und weitergehen und denen helfen, die festgefahren sind. Das ist die wichtigste Aufgabe, die wir in diesem Leben bekommen konnten.

12.04.2011

Hilke: Hallo Andreas, willst Du an Deinem Buch weiterschreiben?

Andreas: Etwas kann ich an meinem Buch weiterschreiben. Das soll ja von Tieren und Elementarwesen handeln.

Wir können auf der Erde nicht ohne Tiere leben. Nicht, um sie zu essen, sondern weil sie mit uns zusammengehören. Jetzt können wir ohne sie leben, aber in der Zukunft können gewöhnliche Menschen nicht ohne ihren Pelz leben, wenn es sehr viel kälter auf unserer Erde wird und wir keine Baumwolle und Erdölprodukte haben. Mein Angelos sagt, daß ich dann mein Wissen über die Dreigliederung anwende, damit das Leben für uns auf der Erde möglich wird. Dann kann es uns nicht allen gutgehen, wenn wir nicht die Dreigliederung des sozialen Organismus anwenden. Darüber müssen wir mehr lernen. Das ist ganz notwendig, denn sonst können wir nicht Amerika wieder aufbauen, wenn es von unseren geistigen Feinden zerstört worden ist. In Amerika wird eine kommende Kulturperiode schwergewichtig stattfinden. Dafür müssen wir eine analoge amerikanische Hilfe aufbauen können, sonst bemächtigen sich andere meiner wunderbaren Erde. Jetzt müssen wir mehr über Christus und die Dreigliederung lernen, sonst wird unsere Erde ziemlich weniger gut sein, um auf ihr zu leben.

20.04.2011

Hilke: Hallo Andreas, Dein Buch wird so schön! Findest Du das auch?

Andreas: Das ist wahr. Wir können gute Sachen zusammen tun. Jetzt möchte ich mit meinem Buch über die geliebten Tiere und die Elementarwesen fortfahren. Mein Lehrer ist A, der jetzt in der geistigen Welt zusammen mit F ist, der euch mit FC hilft. A war mein

Lehrer auf Irland, und ich lernte auch, zu anderen Lehrern zu gehen, die mir beibringen konnten, die Wesen der Natur zu schauen. Mein Lehrer wollte es mir nicht selber zeigen, denn ich sollte lernen können zu schauen, ohne die Hilfe eines Lehrers.

Meine Mutter will nicht lernen, die Elementarwesen zu schauen, denn sonst würde sie mehr üben. Aber sie ist trotzdem auf dem Weg, denn sonst wäre es zu fad mit ihr, über diese Wesen zu schreiben.

Ich habe sie mein ganzes Leben lang sehen können, denn ich hatte es als Kind so langweilig. Mit den Elementarwesen konnte ich spielen, wenn ich einsam in meinem Zimmer war. Die konnten mir und einander so lustige Sachen erzählen. Neben meinem Bett in Örebro wohnte ein Zwerg, der Grimassen machte und so lustig war. Andere waren nicht so lustig, sondern wollten über ihre Erlebnisse mit anderen Menschen erzählen, die nicht alkoholhaltige Getränke anwenden wollten, sondern nur mit ihnen mitarbeiten wollten, so wie Bert und Marianne. Die mochten sie sehr gerne und wollten, daß ich sie wieder treffen sollte. Aber das habe ich nie gemacht, und das will ich jetzt machen, während sie noch leben. Ich will sie jetzt gleich besuchen, denn man weiß nicht, wie lange sie noch durch ihr Leben fahren.

10.05.2011

Hilke: Hallo Andreas, was willst Du mir heute sagen?

Andreas: Du hast heute einen längeren Spaziergang gemacht und Sylphen und Undinen gesehen. Das war das erste Mal, wo Du Dir wirklich Zeit dafür genommen hast. Mein Engel war dabei und erzählt, daß auch die alten Druiden so etwas sehen konnten. Aber heute sind es nicht viele, die so etwas sehen können. Mein Engel will, daß Du das aufschreibst, was Du heute zwischen den Undinen und den Sylphen erlebt hast. Deren Zusammenarbeit ist wirklich einzigartig. Diese Zusammenarbeit kann ein Vorbild für menschliche Zusammenarbeit sein. Du hast es so stark erlebt, daß es in der latenten geistigen Welt sichtbar war. Das ist die geistige Welt in allen Pflanzen, und dort wußte man nicht, daß Menschen so etwas erleben können. Noch nie hat jemand das so stark erlebt wie Du heute. Auch ich nicht. Aber jetzt können es alle wissen und auch erleben. Alle können es dann in meinem Buch lesen. Aber jetzt mußt Du aufschreiben, was Du erlebt hast.

Hilke: Ich habe die Knospen vieler verschiedener Bäume angeschaut und sie mit denen verglichen, die schon ein wenig aufgesprungen waren, und mit denen, die schon zu blühen begonnen hatten. In der Hülle der Knospen erschaffen die Zamas mit einer unerhörten Energieaktivität die Pflanzensubstanz aus Wasser und Luft, und die Undinen erschaffen aus dieser Substanz die grünen Blätter. Aber zugleich hüllen sie den Beginn von dem ein, was die Sylphen – manchmal gleichzeitig – als werdende Blüten vorbereiten. Die Undinen versehen die Sylphen mit Pflanzensaft, und die Sylphen gestalten die Blüten mit Farbe und Blütensubstanz. So ungefähr haben Du und Erik es mir erzählt.

Jetzt habe ich das wie eine göttliche Zusammenarbeit erlebt, wie es ein ähnliches liebevolles gemeinsames Schaffen sonst nicht gibt. Sag mal, wie kann denn das Wasser durch dieses harte Holz und die langen Zweige dieser großen Bäume bis in die entlegenen Knospen kommen?

Andreas: Das sind die Undinen, die das Wasser aus der Erde und durch den Stamm und die Zweige heraufsaugen. Wenn alle Blätter fertig sind und Wasser abdunsten, dann geht es von selber, aber vorher ist das eine große Arbeit für die Undinen, das Wasser in Bewegung und hinauf in diese vertrockneten Zweige zu bringen. Das ist das erste, womit sie nach dem Winter arbeiten. Aber das können sie nur, weil ihnen Christus mit seiner Auferstehungskraft hilft. Die überwindet die Schwerkraft.

Du hast nicht geschrieben, daß Du eine so unerhört große Freude und Glücklichkeit erlebt hast, als Du die Sylphen gesehen hast.

Hilke: Ja, das sind wohl nicht die physischen Blüten, denn wenn wir die Elementarwesen erleben – ohne es ganz klar zu wissen –, sind wir so beglückt von der Schönheit und Leuchtkraft der Blüten, nicht wahr?

Andreas: Tatsächlich verwenden die Blumen ihre Elementarwesen dazu, um in unsere Seelen hineinzukommen und uns mit Gefühlen verschiedener Art zu beeinflussen. Du hast das ja schon früher erlebt, aber nicht gewußt, daß es die Elementarwesen sind, die so verschieden sind wie unsere Gefühle den verschiedenen Blumen gegenüber.

12.05.2011

Hilke: Hallo Andreas, ich habe jetzt so schöne Erlebnisse in der Natur, und das habe ich ja Dir und Deinen Schilderungen über die Arbeit der Elementarwesen zu verdanken!

Andreas: Alle Elementarwesen sind dankbar dafür, daß Andreas früher zu der Einsicht gekommen ist, über Deinen guten Willen in meine Schule zu gehen. Du hast sie ja früher nicht sehen können, aber jetzt kannst Du sie ahnen. Noch ein wenig, und Du kannst sie arbeiten sehen.

17.05.2011

Hilke: Hallo Andreas, was willst Du berichten?

Andreas: Ich will berichten, daß ich mit den Elementarwesen weitermachen will. Man kann sie nicht mit den Augen sehen, sondern mit dem Herzen. Meine Mutter strengt sich an, aber ihr Herz ist zu manisch. Sie hat nicht Geduld genug, sich mit den Pflanzen mahlend zu besprechen; mahlend bedeutet, sich eine längere Zeit mit ihnen zu besprechen. Das könnte sie, aber sie nimmt sich nicht die Zeit dafür. Jetzt möchte die Dame wissen, ob sie es ist, die die Sylphen sehen kann, oder ob es die Sylphen sind, die sie sehen können.

Hilke: Ich werde dieses Frühjahr immer mehr überwältigt von der Schönheit der aufblühenden Knospen der Fruchtbäume und frage mich, ob dieses starke Schönheitserlebnis von den Sylphen kommt.

Andreas: Man kann Schönheit gar nicht erleben, ohne daß Sylphen anwesend sind. Auch schöne Gemälde werden von Sylphen umgeben, wenn es Originale sind. Du erlebst diese Sylphen, und sie erleben Dich ebenso stark. Aber sie sehen Dich auch und erleben Deine Aura, die sie gerne anschauen. Sie sehen auch alle Deine Gefühle von Mitleid und Liebe und was Du für uns alle tun willst, die wir nicht sprechen können. Sie wollen gerne dabei mithelfen, das Verständnis für FC bei allen Naturwesen und Menschen zu verbreiten.

Aber Du mußt jetzt lernen, besser mit ihnen zu kommunizieren, so daß sie lernen können, alle zu überreden, damit niemand FC mit Mißtrauen begegnen soll.

Es wäre so wichtig, daß Du allen erzählst, daß FC die allerbeste Methode für uns ist, ein menschenwürdiges Leben leben zu können. Das müssen alle zu wissen bekommen, und Du kannst es so gut erklären. Das wollen auch die Elementargeister hören. Nun kannst Du es einigen Bäumen und Büschen erzählen, und die können es allen anderen weitererzählen. Das kann allen beteiligten Menschen zu einem Verständnis helfen. Aber Du mußt es auch Deinen Mitmenschen erzählen, die es noch nicht wissen.

18.05.2011

Hilke: Hallo Andreas, was willst Du erzählen?

Andreas: Ich will erzählen, daß ich nicht weiß, worüber wir sprechen sollen, wenn Du keinen Versuch gemacht hast, die Elementarwesen zu sehen. Du mußt Dich auf mich verlassen, daß Du bald stirbst, wenn Du keine Spaziergänge machst. Deine Gesundheit ist nicht so gut, wie Du glaubst. Aber Du kannst nicht mehr lange leben, wenn Du nicht Spaziergänge machst. Jetzt kannst Du wieder mit mir zurückfahren und dann einen Spaziergang machen. Meine Vorlesungen über die Elementarwelt müssen warten, bis Du Deiner Gesundheit eine Chance gibst. Deine Gesundheit ist jetzt das Wichtigste, aber Du ziehst es vor, mit uns zu schreiben, das ist so lieb von Dir, aber das darf Deine Spaziergänge nicht einschränken.

Hilke: Du hast ja unsere Orchideen gesehen. Die Orchidee, die an dem anderen Fenster steht, nicht die, die Du so gerne hast, die bekommt jetzt verwelkte Blumenblätter. Gieße ich sie zuviel oder zuwenig?

Andreas: Die braucht nur so wenig Wasser, daß Du sie fast nicht zu gießen brauchst. Ein Eßlöffel in der Woche reicht. Du hast die anderen eine Zeitlang nicht gegossen. Das mußt Du heute tun.

19.05.2011

Hilke: Andreas, was willst Du sagen?

Andreas: Meine guten Elementarwesen wollen Dir danken, daß Du ihnen über FC erzählt hast. Sie haben nicht gewußt, daß es Menschen gibt, die nicht die Menschensprache sprechen können.

Sie waren schockiert darüber. Aber jetzt verstehen sie, daß sie dabei helfen müssen zu verbreiten, daß wir jetzt unsere Gedanken niederschreiben können.

Jetzt können sie uns auch besser verstehen als früher, denn jetzt wissen sie, daß wir anders sind und so viel Hilfe und Verständnis brauchen. Meine Sylphen wollen absolut dabei helfen, dieses Wissen allen anderen zu vermitteln.

20.05.2011

Hilke: Hallo Andreas, jetzt freue ich mich schon darauf, was Du mir erzählen wirst!

Andreas: Es fehlt noch, daß ich über Christus schreibe, daß er bald wiederkommen und sich auf die Menschen stützen will, die jetzt an ihn glauben.

Du kannst als Abschluß schreiben: Mein Andreas will diese Zeilen denen anvertrauen, die die Elementarwesen jetzt nicht sehen können, die aber den Wunsch haben zu lernen, sie sehen zu können. Nun möchte er, daß alle ihr modernen Menschen lernen könnt, ihnen zu helfen, ihre Arbeit galant ausführen zu können. Alle könnt ihr dabei mithelfen. Aber ihr könnt auch einander dabei helfen, zu einem guten geistigen Lehrer zu gehen und noch mehr zu lernen.

Alle sind im Paradies willkommen, um mit euren verschiedenen Begabungen zu kommen.

Mein Buch ist jetzt fertig, und meine Mutter wird mein allernächster und alles verstehender Freund auf der Erde und im Himmel werden. ➷

Mein Leben in Dornach zu Steiners Zeit

von Erik Osika

Das war eine Zeit, wie sie nicht wiederkehren wird

Jetzt möchte ich über meine vorige Inkarnation schreiben. Mein Lehrer macht etwas Herrliches. Er lehrt mich, über meine früheren Leben zu erzählen. Das wird ein neues Buch für diejenigen, die etwas über die Zeit mit Rudolf Steiner wissen wollen. Das wird nicht soviel, aber es wird interessant.

Die Zeit auf dem Bauplatz

Ich war in Dornach als Bauarbeiter am Goetheanum und lernte zu schnitzen und die Wände und Decken in dieser neuen Form aufzubauen.

Der Grund, warum ich nach Dornach kam, war, daß ich in Italien keine Arbeit bekommen konnte. Ich war Bauhilfsarbeiter und konnte überall etwas lernen, und ich arbeitete die ganze Zeit. Nun war es Krieg, und ich mußte wählen, ob ich Soldat werden oder mir eine Arbeit in der neutralen Schweiz verschaffen wollte. Ich war ja Italiener, aber es war jetzt für mich möglich, in die Schweiz zu kommen, weil ich eine Mutter hatte, die in Arlesheim geboren war, aber einen Italiener geheiratet hatte. Sie zog um in die Schweiz und konnte mich mitnehmen.

Wir wohnten in Arlesheim und konnten den Bauplatz von unserem Fenster aus sehen. Nun war ich ja Bauarbeiter und fragte, ob sie mich dort gebrauchen könnten. Sie wollten meine Hilfe haben, und so kam ich dorthin. Dort bekamen wir die Vorträge Rudolf Steiners für die Arbeiter zu hören. Sie waren so interessant, daß ich Mitglied in der Anthroposophischen Gesellschaft wurde, ich wurde auch Mitglied in der Hochschule für Geisteswissenschaft. Ich hieß Juno Mingreno. Anfangs konnte ich kein Deutsch, aber das lernte ich schnell.

Ich wurde ein guter Kamerad der anderen, die das erste Goetheanum bauten. Man glaubt gar nicht, wie spannend das war. Das war die wunderbarste Zeit in allen meinen Leben.

Ich bekam auch etwas Überblick über die peinlichen Versuche, die unternommen wurden, um Rudolf Steiners Leben zu retten. Das war ein Versuch, seine inneren Organe zu beruhigen mit Hilfe von beruhigenden Medizinen, aber das wollte er nicht. Aber Ita Wegman insistierte. Da mußte er nachgeben, und es ging ihm noch schlechter. Es war für uns andere nicht schön, das mitzubekommen. Aber wir kamen ihm nicht gleich zu Hilfe, sondern wurden immer wieder von Ita Wegman abgewiesen. Mit uns hatten wir Doktor Kolisko, der später sein Arzt wurde, aber da war es zu spät.

Ich war ja erst 15 Jahre alt, als ich nach Dornach kam. Aber jetzt bin ich froh, daß ich dabei war.

An meinen Vater kann ich mich nicht erinnern, er war damals schon gestorben. Aber an meine Großmutter väterlicherseits erinnere ich mich. Sie war klein und dick, aber sie war sehr lieb und nett. Aber ich habe sie nicht mehr getroffen, als wir in Dornach waren. Mein Vater war Komiker. Er konnte Leute zum Lachen bringen, aber er selber war melancholisch. Meine Mutter war auch nicht groß, sondern schmal und zierlich.

Meine Mutter wollte nicht in Italien bleiben, als der Weltkrieg ausbrach, aber sie hatte keine Wohnung in der Schweiz. Da durften wir bei ihren Eltern wohnen, bis wir eine eigene Wohnung fanden. Meine Großeltern waren gute Menschen, die großes Verständnis für mich hatten, und auch dafür, daß ich am Goetheanum-Bau mitarbeiten wollte.

Als ich nach Dornach kam, war das Goetheanum noch nicht gebaut. Es gab da schon eine große Betonplatte und einige Säulen aus Holz, aber noch keine Wände und kein Dach. Meine erste Aufgabe war, das Material für den Bau zu holen, also das Holz, das zum Trocknen eine Zeitlang unter Dach gelegen hatte, an einer Stelle in der Nähe vom Bauplatz. Wir waren zu mehreren, um einander zu helfen, und wir hatten auch einen Wagen, um das Holz zu fahren.

Meine Kameraden waren aus verschiedenen Ländern, und wir sprachen auch verschiedene Sprachen. Aber wir verstanden einander durch Zeichen und hatten auch gewisse Wörter gemeinsam.

Meine Mutter war froh, daß ich eine Arbeit und auch ein kleines Einkommen hatte. Sie war nicht reich und hatte alles in Italien gelassen. Nun war sie darauf angewiesen, daß ihre Verwandten uns halfen und daß ich etwas Geld verdiente. Das war nicht viel, aber es reichte für unser Essen.

Während meiner Jahre in Dornach war ich glücklicher als in irgendeinem anderen Leben. Mein kundiger Lehrer war mein Kollege Martin Unterberg. Er konnte, was auch immer, bauen. Er hätte nicht besser sein können mit all den Baumaterialien, die wir hatten.

Nun kam die schöne Arbeit, eine Wand um das Haus herum zu errichten, damit man innen mit den Pfeilern und der Innenwand arbeiten konnte. Das war nicht so leicht zu bewältigen. Meine Kenntnisse reichten nicht aus. Aber es gab Leute, die wußten, wie man solche Außenwände baut, und die es uns beibrachten. Meine Kenntnisse nahmen zu, und bald konnte ich beim Bau des Dachs mithelfen, das erst provisorisch war und vor Regen schützen sollte. Später haben wir das Außendach gebaut. Das war ein Kunstwerk mit vielen Schieferplatten darauf.

Da war immer ein Mitarbeiter, der darauf schauen mußte, daß alle auf dem Dach mit einem Seil um den Leib herum angebunden waren. Niemand durfte sonst auf dem Dach sein. Auf diese Weise ist niemand heruntergefallen. Aber mehrere waren nahe daran und hingen dann an dem Seil, nicht gerade eine Stunde lang, aber es brauchte seine Zeit, bis wir sie wieder raufbekamen. Mein bester Freund fiel zweimal herunter, nahm aber keinen Schaden.

Meine Aufgabe war es, das Unfallrisiko zu mindern. Dazu bekam ich das Recht, die Schutzausrüstung aller zu kontrollieren. Ich war ja der Jüngste am Bau, aber man hat mich für besonders gewissenhaft gehalten.

Auch auf dem Dach wurde ich dafür verantwortlich, daß man in der richtigen Reihenfolge baute, so daß die Schieferplatten ordentlich auf ihren Platz kamen. Das hatte ich von meinem Freund gelernt, der dann mit dem Interieur arbeitete.

Es war gut, daß wir Gredelina bei uns haben konnten. Das ist Edith Maryon. Denn sie konnte immer unsere Wünsche an Rudolf Steiner vermitteln. Das war die erste Frau, die ich liebte, aber ich habe es ihr nie gesagt. Damals war ich 19 Jahre alt. Als ich in die Schweiz kam, war ich ja erst 14 Jahre alt. Das war 1914.

Die Vorträge Rudolf Steiners

Mein gutes Schicksal wollte es, daß ich dorthin kam, aber ich wurde von einigen älteren Anthroposophen eigenartig behandelt, die glaubten, ich sei zu jung, um Rudolf Steiners Vorträge zu hören. Aber Rudolf Steiner wollte, daß ich seine Vorträge für die Bauarbeiter hören sollte. Nun war es ja so, daß ich nicht soviel Deutsch konnte. Aber ich konnte trotzdem das meiste verstehen. Es war so spannend! Das war das Spannendste, was ich je gehört hatte! Es war die beste Zeit in allen meinen Leben. Die klare kundige Stimme Rudolf Steiners machte es leicht, ihn zu verstehen. Es waren große Bilder, und er sprach langsam und deutlich. Jedes Wort, jeder Satz waren wichtig, und wir durften uns wünschen, worüber er sprechen sollte.

Wir sind uns alle nur bei den Vorträgen von Rudolf Steiner persönlich begegnet, bei denen wir alle dabei waren. Die waren so interessant.

Jetzt weiß man nicht mehr, daß das das Beste mit der Arbeit am Goetheanum war, daß wir von Rudolf Steiner so völlig ernst genommen wurden. Wir durften welche Frage auch immer stellen, und er sprach darüber so unglaublich gut. Viele Male wollte ich noch etwas Weiteres fragen, aber ich war zu scheu. Aber er spürte meine Fragen und antwortete sehr gründlich darauf. Jetzt kann ich es kaum glauben, daß ich wirklich bei all diesem Großartigen dabei war, aber ich erinnere mich ja so deutlich.

Meine Fragen handelten von den Planeten und der Sonne. Das waren wichtige Fragen für mich. Meine Mutter wollte etwas über die Gesundheit wissen und wie wir sie pflegen sollten. Das beantwortete er mit gründlichem medizinischem Wissen. Meine Fragen über die Sonne und die Planeten nahm er zusammen mit den Fragen der anderen über die Sternenwelt auf.

Meine Kollegen waren mehr an alltäglichen Fragen interessiert. Aber ich war mehr an geistigen Fragen interessiert. Da wurde ich Mitglied in der Gesellschaft und durfte die Mitgliedervorträge hören. Jetzt kann ich verstehen, daß die anderen Mitglieder fanden, ich sei noch zu jung. Aber er fand, daß ich gut dabeisein könne. Jetzt bin ich so dankbar, daß ich alle diese Weisheiten hören durfte. Die werden für immer in meiner Seele bleiben.

Wir hätten nicht glücklicher sein können. Es gab keinen Tag, an dem nicht mein Lehrer zu uns gekommen wäre und uns neue Sachen gezeigt hätte. Am Morgen hörten wir Rudolf Steiner sprechen, und am Abend hörten wir andere Vorträge. Gute Vorträge hielten de Jong und Unger. Sie sprachen über gute Themen, die mich interessierten. Gute Themen waren die Sterne und Mathematik, auch über Pflanzen und anderes, was wir auf dem Programm hatten. Wir konnten auch üben, mit Pflanzenfarben zu malen, und das mochte ich gern.

Umzug nach Dornach

Jetzt will ich mit meiner Zeit in Dornach fortfahren. Etwas eigentümlich war, daß meine Kollegen nicht meine Reinkarnationserfahrungen brauchten, sondern Rudolf Steiner auch so folgen konnten. Ich konnte ihn aber noch besser verstehen, weil ich mich an zwei meiner früheren Leben erinnern konnte. Das war das Leben mit Dir als meinem kleinen Bruder und das Leben als Kreuzritter. Das half mir, ihn besser zu verstehen.

Ich bekam ein privates Gespräch mit ihm, bei dem er sagte, ich solle lernen zu malen. Das machte ich und konnte mich später damit versorgen, Menschen und die Natur zu malen.

Ich habe ein Bild mit einem Motiv aus den Mysteriendramen gemalt. Das war ein Bild, das im Goetheanum ausgestellt wurde und dann weiter zu einer Ausstellung nach Berlin ging. Das war nach Rudolf Steiners Tod. Da waren wir in Italien und in Berlin. Denn wir wollten von unserem Wirken berichten. Das waren gute Zeiten.

Meine Mutter kam bei einem Autounglück ums Leben, und ich war dabei, als ein Auto die Kontrolle verlor und sie überfuhr. Das war ein so großer Schmerz. Neben ihr stand eine andere Frau, die auch umkam. Meine Mutter hatte ja alles für mich bedeutet.

Das Goetheanum brennt

Nun wohnte ich nicht länger in Arlesheim, sondern zog nach Dornach. Dort wohnte ich bei einer Familie, die auch Anthroposophen waren. Sie gehörten auch zu den Wachen am Goetheanum, und es war der Herr des Hauses, der während einer Nacht bemerkte, daß es im Goetheanum brannte. Das war noch schrecklicher als der Tod meiner Mutter.

Wir konnten nicht wissen, daß das passieren konnte, daß das ganze Goetheanum eines nachts niederbrennen würde. Das war so schrecklich! Wir mußten zuschauen, wie alles, was wir aufgebaut hatten, einfach in Rauch aufging. Du kannst Dir nicht vorstellen, wie traurig wir wurden. Da war kein Mensch, der nicht weinte. Wir waren völlig vernichtet. Nur Rudolf Steiner war beherrscht. Einzig der Schornstein war noch da. Wir konnten es nicht fassen. Aber dann waren wir bereit, das Goetheanum wieder aufbauen zu wollen. Da konnte ich mit dem mithelfen, was ich von Martin Unterberg gelernt hatte, der nicht mehr lebte.

Nun begann eine Zeit, in der man nur die Brandreste aufräumte. Da war furchtbar unbehaglich. Wir heulten die ganze Zeit. Wir begannen, uns schuldig zu fühlen, weil wir das Goetheanum nicht besser bewacht hatten. Aber die Brandstifter waren so geschickt gewesen, daß sie zwischen der Innenwand und der Außenwand angezündet hatten. Da konnte sich das Feuer ungehemmt ausbreiten, ohne daß jemand es merkte. Als wir es bemerkten, stand schon das ganze Gebäude in Flammen. Man hatte es viele Stunden lang nicht gemerkt.

Wir waren so traurig, aber Rudolf Steiner arbeitete sofort daran, das neue Goetheanum zu projektieren. Das war der größte Trost, den wir bekommen konnten. Das sollte aus Beton sein, damit es unmöglich war, zu verbrennen. Nun wollten alle bei diesem neuen Gebäude mithelfen. Ich hatte bei dem ersten Bau so viel gelernt, daß ich jetzt einen besseren Einsatz leisten konnte, denn der Beton mußte ja in Holzformen gegossen werden, und ich konnte zeigen, wie man sie macht.

Rudolf Steiner hielt viele Vorträge, die ich besuchen konnte, und ich kam mit in die Erste Klasse der Hochschule für Geisteswissenschaft.

Meine Zeit in Dornach war sehr ereignisreich. Meine Mutter starb, das Goetheanum brannte, und ich wurde Anthroposoph. Vielleicht hat niemand anderer diese Erlebnisse so intensiv erlebt wie ich, denn ich hatte niemanden, mit dem ich sprechen konnte.

Hilke fragt, ob ich denn keinen Freund hatte, mit dem ich sprechen konnte. Aber das hatte ich nicht. Wir arbeiteten zusammen und hörten Vorträge zusammen, aber wir konnten kaum privat miteinander sprechen. Die anderen konnten auch nicht vermeiden, vom Goetheanum-Brand hart getroffen zu werden, aber sie konnten miteinander darüber sprechen. Meine Worte reichten oft nicht aus, denn ich konnte nicht so gut Deutsch. Mit meiner Mutter hatte ich Italienisch gesprochen. Jetzt wollte ich zurück nach Italien, als Rudolf Steiner gestorben war.

Meine Zeit in Italien und in Paris

Meine Mutter hatte Geld auf einer Bank in Italien gehabt. Dieses Geld wollte ich jetzt holen, aber es war weg. Meine Verwandten hatten es genommen, als sie während des Krieges Essen brauchten. Das konnte ich verstehen, aber jetzt wollte ich es zurückbekommen. Das bekam ich auch und konnte mir mehr Kleider und eine Wohnung in Paris beschaffen. Dort wohnte ich einige Jahre und lebte davon, auf verschiedenen Baustellen mitzuhelfen. Das war eine schöne Zeit mit vielen netten Kameraden. Viele konnten etwas Deutsch oder Italienisch.

Meine Kameraden kannten alle einige Mythen, über Yin und Yang und über andere okkulte Bewegungen, aber nichts über Anthroposophie. Das mußte ich ihnen erzählen. Meine Kameraden freuten sich so sehr darüber. Meine Erzählungen wurden ins Französische übersetzt, aufgeschrieben und verbreitet. Meine Erinnerungen an diese Zeit sind so hell und schön. Meine Worte waren nicht immer so gut gewählt, aber meine Kameraden verstanden ihren tieferen Sinn. Dann kam ich in Kontakt mit verschiedenen Menschen, die Rudolf Steiner in Paris hatten sprechen hören, und wir wurden gute Freunde.

Meine Verwandten aus Italien kamen zu Besuch und wollten mich zurück nach Italien holen, um wieder an die abgekühlten Bande anzuknüpfen und um meine Erzählungen über Anthroposophie zu hören.

Meine Unterrichtsstunden wurden immer mehr, und ich bekam Einkommen durch sie. Meine Kollegen wollten auch Malstunden haben, und ich konnte einige Bilder verkaufen.

Aber nun begannen die Vorbereitungen für den zweiten Weltkrieg. Da hatte man kein Geld mehr fürs Malen und nette Vorträge. Meine

Kollegen und ich wurden arbeitslos, und ich kaufte Blumen und verkaufte sie an einzelne alte Menschen, die Ermunterung brauchten. Aber ich hatte nicht genug Einkommen und versuchte, Porträts von Bankmännern zu malen, die gut bezahlten. Es waren meine jüdischen Freunde, die diese Kontakte vermittelten.

Meine Zeit in Hamburg

Nun wollte ich zurück in die Schweiz. Aber dort wollten sie keine Ausländer mehr hereinlassen. Meine guten Freunde beschafften mir da einen Interimpaß, bis ich nach Deutschland kommen konnte, wo jetzt meine meisten Freunde in Hamburg lebten. Man konnte malen und seine Bilder in verschiedenen Zusammenhängen zeigen. Das war schön, aber wir hatten zuwenig zu essen und mußten unsere Zeit dafür aufwenden, Geld zu verdienen. Das taten wir, indem wir zu allen bitteren Menschen gingen und Blumen verkauften, die wir züchteten. So bekamen wir etwas Geld und konnten das tägliche Essen kaufen. Aber das reichte nicht auf Dauer, und es war mein Freund Gustav, der das mit dem Essen ordnete, indem er unsere Bilder an deutsche Banken in München und Berlin verkaufte. Es waren unsere jüdischen Freunde, die dies möglich machten.

Das war unsere Rettung, denn wir hatten kein Zuhause und wohnten in Häusern in Hamburg, die leerstanden, weil die Bewohner geflüchtet waren, weil sie Juden waren. Und wir waren Freunde und konnten dort solange wohnen, bis das Haus von den Nazis konfisziert wurde.

Viele versuchten jetzt nach Amerika auszuwandern, wo sie Freunde und Verwandte hatten. Meine nächsten Freunde wollten in Deutschland bleiben und sich verstecken, bis Hitler besiegt wäre. Man konnte nicht glauben, daß jemand sie wirklich töten wollte, nur weil sie Juden waren. Das schien einem völlig unmöglich. Aber wir versteckten sie und ahnten nicht, daß es uns selber treffen würde, die wir sie ja nur versteckt hatten.

Die letzte Zeit und das Konzentrationslager

Ich hatte ja ein Haus zum Geschenk bekommen von Juden, die Deutschland verlassen hatten. Da gab es einen guten Keller, in dem ich einige Juden verstecken konnte. Mein Freund Gustav hatte ein ähnliches Haus mit einem guten Keller, wo er zwei jüdische Paare unterbringen konnte. Jetzt wollten wir zusammen Anthroposophie studieren. Sie waren alle Klassenmitglieder, und wir lasen die Klassenstunden von Anfang bis Ende gemeinsam mit ihnen. Wir bekamen ein Buch mit den Klassentexten von einem jüdischen Klassenleser, der von der Gestapo gefangen wurde und es mir vorher noch gab, weil er nicht wollte, daß die Texte in die Hände der Nazis fielen.

Da konnten wir sie jeden Abend lesen und sie miteinander meditieren. Das war so schön! Wir konnten meditieren wie nie zuvor, weil wir nicht wußten, wie lange wir dazu die Möglichkeit haben würden. Das war die fruchtbarste Zeit in unseren Leben in bezug auf das innere Leben.

Meine versteckten Juden waren ein wenig verschieden. Sie wollten gerne etwas wissen von dem, was ich über die polnische äußere Geschichte kannte. Das hatte ich studiert, denn ich wollte meine Träume auf Åland verstehen, an die ich mich in meinem Leben in Hamburg erinnern konnte. Meine Freunde wollten verstehen, warum Hitler einige Polen dazu hatte verführen können, im Dritten Reich mitzumachen. Darauf konnte ich nicht antworten. Aber jetzt verstehe ich, daß das nur Gerüchte waren. Die Polen wurden gezwungen mitzumachen.

Meine Freunde wollten auch wissen, ob ich beweisen könnte, daß Christus wirklich auferstanden ist, aber das konnte ich nicht. Sie waren ja Juden, aber Anthroposophen, und verstanden die Anthroposophie, aber nicht, daß Christus den Tod überwunden hatte. Die Reinkarnation konnten sie verstehen, aber die konnten sie auch ohne Christi Auferstehung verstehen.

Nun hatte ich Grund dazu nachzudenken. Christus war ja einmal auf der Erde. Aber ohne seine Auferstehung hätten wir nicht weiter nach dem Tod in die geistige Welt kommen können, denn dann wären wir zu erdgebunden geworden, um uns in die geistigen Sphären erheben zu können. Das war eine Erkenntnis, die ich erst jetzt bekam.

Mein Nachbar hatte viel Geld, von dem wir jetzt alle lebten, und meine Freunde waren ganz gewiß, daß sie die Zeit im Versteck überleben würden, wenn wir niemandem von ihnen erzählen würden.

Aber eines Tages holte mich die Gestapo und verhörte mich. Irgend jemand hatte mich angezeigt. Ich konnte aber schweigen, obgleich sie mich schlugen, zwischen die Beine traten und verhöhnten. Da sagten sie, daß sie mich freilassen würden, wenn ich erzählte, wo sie nach mehr Juden suchen könnten. Aber ich sagte, daß ich das nicht wüßte. Da nahmen sie mich nach Bergen-Belsen, und ich wurde so schwerer Tortur ausgesetzt, daß ich den Verstand verlor und sie aus mir herausbekommen konnten, wo sich meine Freunde befanden. Das war so furchtbar, daß ich nicht wiedergeboren werden wollte. Ich starb während dieser Tortur.

Gustav und ich haben unsere Freunde verraten. Das geschah unter Tortur, und wir wollten nie wiedergeboren werden, um nicht noch einmal so etwas tun zu können. Die Juden, die wir verrieten, sind jetzt in verschiedenen Ländern wieder inkarniert, und ich weiß nicht wo.

Als ich in die geistige Welt kam, wollte ich nicht wiedergeboren werden. Ich wollte nicht noch einmal in eine solche Situation kommen können, daß ich meine allerbesten Freunde verraten könnte. Aber Christus hat mich ermuntert, bei der Menschheitsentwicklung dabeizubleiben.

Du weißt nicht, wie schmerzlich das war, sie zu verraten, als ich von der Gestapo zu Tode gefoltert wurde. Das war viel schlimmer als die Schmerzen, während sie mich ausfragten. Du kannst es ahnen, denn weil wir die Klassenstunden miteinander meditiert haben, waren wir so innige Freunde. Sie haben wohl nicht verstanden, wie es zugegangen ist, daß ich sie verraten habe. Das ist das Schlimmste. Sie haben wohl nur zu wissen bekommen, daß ich sie angegeben habe, und nicht, daß es unter Tortur geschah. Und die Juden wurden vergast, ohne vorher gefoltert zu werden. Du hoffst, daß sie es einmal verstehen werden und wir wieder Freunde werden können. Das hoffe ich auch. Du kannst ja Christus darum bitten. Wenn ich sie sofort verraten hätte, hätten sie mich ja nicht zu Tode gefoltert. Dann hätte ich ja vorher schon gesagt, wo sie sind. Dann wäre ich ja allen Qualen entgangen. Dann wären sie ja schon früher geholt worden, denn unter den ersten Verhören konnte ich die, die mich verhörten, noch hereinlegen, trotz Ohrfeigen und Fußtritten. Da war ich noch so dumm, daß ich glaubte, ich könnte schweigen, was immer sie auch mit mir machten. Aber das konnte ich nicht, als sie mich folterten; da verlor ich die Urteilsfähigkeit.

Das Wichtigste war, daß Christus es gesehen hatte und mich trösten konnte. Das machte es möglich, daß ich mich nach dem Tode wieder erholen konnte und weiterleben kann, ohne das ganze Leben lang zerknirscht zu sein. Meine Freunde kamen ins Konzentrationslager und wurden vergast. Wenn ich sie nicht versteckt hätte, dann hätten wir nicht zusammen lesen können.

Meine Freunde wurden vergast, bevor ich noch gefoltert wurde. Das habe ich erst jetzt erfahren. Das erleichtert mir mein Gewissen unerhört.

Erinnerung an die Kreuzritterzeit

Wir konnten uns nicht daran erinnern, daß wir schon in einem früheren Leben zusammenwaren. Meine jüdischen Freunde waren meine Übergeordneten in meinem Leben in Palästina zur Kreuzritterzeit. Da waren sie es, die mir halfen, dort Kreuzritter werden zu können. Auch mein bester Freund in Dornach, mein guter Gustav, der auch gefoltert wurde, gehörte in Palästina zu ihnen. Jetzt ist auch er als Frau inkarniert, bekam aber keinen Autismus, weil er nicht solche Angst vor Ahriman hatte, denn Gustavs Peiniger haben ihn nicht solange gefoltert, sondern er starb fast sofort. Er starb daran, daß sie seinen Schädel zertrümmerten, mit wiederholten Schlägen mit einem Schmiedehammer. Gustav war kein Jude, sondern Österreicher. Er war auch in Dornach, aber nur zuweilen. Aber wir mochten einander sehr gerne, denn er war ein so guter bescheidener Mensch, der alle anderen so gut verstehen konnte. Das machte ihn zum Freunde aller. Aber da konnte er auch verstehen, daß ich keine Freunde hatte. Und da wollte er ein wenig vorsichtig mein Freund werden. Man kann finden, daß wir ungleiche Freunde waren, aber wir haben einander ergänzt. Daraus wurde eine tiefe Freundschaft.

Warum ich Autismus bekam

Mein Buch wird nicht mehr viel länger. Aber es fehlt noch, daß ich von Ahriman so verschreckt war durch den Zynismus derer, die mich folterten, daß ich mein Nervensystem für dieses Leben nicht aufbauen konnte. Ahriman stellte sich in den Weg. Ich konnte das Zeichen für den Skorpion nicht sehen, was man braucht, um sein Nervensystem aufbauen zu können. Jetzt funktionieren einige meiner Sinne schlecht. Ich sehe schlecht, ich spüre meine Bewegungen nicht, ich spüre nicht, wann ich satt bin, mein Geschmackssinn ist herabgesetzt, und ich spüre nicht immer, wenn ich aufs Klo muß.

Aber wenn Du meine Hand drückst, kann ich sie spüren und meine Bewegungen steuern, und dann kann ich so wie jetzt auf dem Computer schreiben. Das ist das Beste, was mir in diesem Leben geschehen ist. Jetzt kann ich auf diese Weise mit euch sprechen.

Meine Gedanken gehen zu allen, die jetzt nicht sprechen können und jetzt schreiben könnten mit Hilfe von ehrlichen, helfenden Menschen, die lernen wollen, uns beim FC-Schreiben zu stützen.

Meine Bücher sind ja nicht so merkwürdig. Meine guten Lehrer wollen ja nur, daß ich erzähle, was ich wissen kann dadurch, daß ich ein Leben leben muß, ohne sprechen zu können. Meine Bücher werden nicht so bekannt werden, weil ich nicht so gut formulieren kann wie gewöhnliche Schriftsteller. Aber andererseits weiß ich Dinge, die ihr noch nicht wißt. Meine lustigen Erinnerungen an meine früheren Leben kann ja keiner wissen, aber es wird viele geben, die die Zeit mit Rudolf Steiner wiedererkennen. Meine Erinnerungen werden da zu einem Wiedererinnern an diese fruchtbare Zeit. Meine Brüder waren damals nicht dabei, aber erinnern sich an andere Leben, in denen wir zusammen waren.

Dornach noch einmal?

Meine Mutter wollte immer wieder zum Bau kommen, um zu sehen, wie er in die Höhe wuchs. Beide wollten wir einen Überblick haben. Meine Mutter meinte, daß dieser Bau das interessanteste Gebäude in der Welt werden müßte. Meine gute Mutter hat es nie fertig gesehen. Jetzt kann man es nicht mehr sehen, und sie will so gerne etwas ähnlich Großes wie dieses Gebäude sehen. Da muß sie das neue Goetheanum anschauen. – Wir müssen auch hinfahren und es anschauen. Es wurde ja zu meiner Zeit nicht fertig.

Wir waren damals viele, die Anthroposophen werden wollten, aber Rudolf Steiner wollte, daß wir es uns gut überlegen sollten, ob wir in die Anthroposophische Gesellschaft eintreten wollten. Er ahnte wohl, daß wir später im Leben Schwierigkeiten bekommen würden, wenn wir dabei wären. Wir mußten ja alle erleben, daß Hitler die Anthroposophie verbot und anfing, uns zu verfolgen. Einige von uns kamen ins KZ, z.B. Martin, weil man anthroposophische Schriften bei ihm fand. Ich kam ja dahin, weil ich meine Freunde versteckt hatte, die Juden waren. Die waren auch zu Rudolf Steiners Zeit in Dornach mit dabei gewesen. Ich weiß nicht mehr, wie sie hießen.

Meine Mutter war auch an der Anthroposophie interessiert und wurde bald nach mir Mitglied. Jetzt ist sie noch nicht wiedergeboren worden, bereitet sich aber für ein Leben in einem speziellen anderen Land vor.

Ahriman will die Erde erobern, aber trotzdem sollten wir Ahriman dadurch helfen, daß wir ihn lieben für alles, was wir von ihm bekommen. Wir können ihn so lieben, daß er uns mit seinem Haß nicht schaden kann. Es ist Christus, der uns dabei helfen kann. ⌖

Schwellenerlebnisse

von Hilke, Andreas und Erik Osika

(Ursprünglich von Hilke Osika aus dem Text genommen, da es ihr als zu persönlich erschien.)

Andreas: Daß Dir zeitweise schlecht ist, beruht darauf, daß Du Dich der Schwelle zur geistigen Welt näherst. Aber wenn Du das spürst, mußt Du nachgeben und Dich nicht in Deinem Körper festhalten.

Martin: Hilke kann nicht über die Schwelle kommen, weil sie nicht nachgeben will, wenn sie spürt, daß es möglich ist. Da soll sie nachgeben und zu einem Mantram gehen, das so heißt: „Du kannst, wenn Du willst". Dann kannst Du in die geistige Welt kommen. Das ist ein gutes Mantram, um in die geistige Welt gehen zu können. Das kannst Du meditieren, wenn Du die Nähe der Schwelle spürst durch diese leichte Übelkeit, die Du manchmal spürst. So ist das für alle.

Hilke: *(einige Tage später):* Andreas, ich habe die Textstelle über mein Unwohlsein im Zusammenhang mit der Schwelle und daß ich mich nicht an den Körper anklammern soll, aus dem Text genommen, weil ich sie zu persönlich fand, aber Martin meinte, daß sie dabeisein sollte, da die Aussagen auch für andere Menschen gelten.

Andreas: Es sollte dabei sein, auch wenn es für Dich angeberisch aussieht. Aber es ist wichtig für etliche andere Menschen von heute. Sonst versteht man es nicht. Meine Version des Mantrams ist: „Ich kann es, weil ich es will". Es gilt, Einsichten in die geistige Welt zu bekommen. Es ist so wichtig, um mit Sicherheit die Probleme lösen zu können, die wir jetzt mit der Erde, der Armut, der Hungersnot und der Atomkraft, mit allen Giften und mit allen Problemen der Ökonomie haben.

Hilke: Aber Andreas, wenn es mir nun gelingen sollte, übersinnlich zu schauen, und ich dadurch besser verstehen kann, was getan werden muß, so bin ja ich nicht jemand, der irgendeinen Einfluß auf die Politik und die sogenannten Wirtschaftsmächtigen nehmen könnte!

Andreas: Das Wichtigste ist nicht, daß Du alles selbermachen wirst, denn sonst hätte es keinen Sinn, übersinnlich zu schauen. Sondern wenn Du in die geistige Welt kommst, kannst Du das Rechte tun und die Verantwortlichen vor Fehlern warnen. Du willst ja niemals in die Freiheit anderer eingreifen, und Du brauchst auch nie jemanden zu beeinflussen, ohne daß er Dich um Rat gefragt hat.

Meine geistigen Lehrer geben mir nur Rat, wenn ich sie frage. Und alle wollen die Verantwortung tragen für die Ratschläge, die sie geben. Alle Menschen fragen heute um Rat, und alle anderen wissen keinen guten Rat, aber die in der geistigen Welt können auf alle Fragen antworten, die alle stellen. Es ist in den Nächten, wenn die Leute schlafen, daß sie ihre Fragen stellen können, und dann können diejenigen antworten, die die Antworten in der geistigen Welt sehen. Du kannst einer von denen sein. Nie trägst Du die Verantwortung auf ähnliche Weise, wenn Du heute Ratschläge erteilst. Aber von der geistigen Welt aus gesehen hast Du mehr Verantwortung, wenn Du Deinen Rat von der geistigen Welt aus gibst.

Es fehlt an Menschen, die Gebete anwenden, um in die geistige Welt zu kommen. Es ist ein großer Mangel an solchen, darum ist es wichtig, daß sich mehr darum bemühen, dort hinzukommen. Du hast gute Voraussetzungen, aber Du mußt noch eine ganze Weile die notwendigen Mantren weitermeditieren, mit denen Du Dich nun schon eine Zeitlang beschäftigt hast. Aber dann wirst Du eine Stütze für das Werk Christi auf Erden.

Das alles wird Andreas antreffen, wenn er für sein Buch verantwortlich wird.

Es muß bekannt werden, damit mehr diesen Schritt tun können. Denn es ist eine so große Not in der geistigen Welt, ebenso hier auf Erden, Not an Menschen, die ihre Zeit dazu verwenden wollen, sich in geistige Gebiete begeben zu wollen. Alle wollen nur ihre eigenen Probleme besprechen in der geistigen Welt und nicht die Probleme der ganzen Erde.

Das kann so nicht weitergehen, daß nie jemand die Verantwortung für die Erde als Ganzheit übernehmen will; es müssen vielleicht erst noch mehr Katastrophen kommen, aber es wäre besser, wenn alle versuchen würden, so wie Du, zu meditieren und zu sagen, daß sie Gottes Willen dienen wollen. Es müssen noch viel mehr werden. Das ist keine private Sache, die zu tun Spaß macht. Das wäre eine Pflicht für alle, die Anthroposophen sein wollen. Aller Einsatz wird jetzt benötigt, alle werden gebraucht, die lernen können zu meditieren. Erik hat ja beschrieben, wie man meditiert.

Erik: Es ist wichtig, daß man sich ruhig und still hinsetzt und an einen Spruch von einem weisen Menschen denkt. Dann jagt man nicht gleich wieder davon, sondern wenn man sich auf diese Weise konzentriert, verbleibt man in diesen Gedanken so lange, wie man sich auf diesen Spruch konzentrieren kann. Man sollte die Worte auch im Herzen fühlen. Schön ist es, wenn man jeden Tag meditieren kann. Für Anfänger genügen fünf Minuten.

Andreas: Ich möchte mehr über meine Elementarwesen schreiben. Sie wollen, daß Du so analog wie möglich Deine Gaben anwenden sollst, um lange Zeit dasselbe Mantram zu meditieren – Hilke hat ja überhaupt noch nicht zu dem richtigen Mantram kommen können –, und das lautet: „Amen, ich will, darum kann ich es." Das ist das Mantram, das Du anwenden sollst, wenn Du spürst, daß Du Dich der Schwelle näherst, sonst kommst Du nie hinüber. Dann sollst Du nicht mit dem Mantram weitermachen, mit dem Du Dich gerade beschäftigst, sondern Gottes Willen so mentalisieren, wie eine große Sonne auf Dich scheint. Dann kannst Du über die Schwelle kommen.

Das soll auch in meinem Buch stehen. Auch andere können die Nähe zur Schwelle erleben, die also dieses Mantram anwenden, die Nähe zur Schwelle, die wieder eine Übelkeit von einer bestimmten Art hervorruft. Das kommt daher, daß man nicht wie gewöhnlich in seinem Körper ist. Aber das unterscheidet sich von der gewöhnlichen Übelkeit dadurch, daß einem nicht schlecht ist durch das, was man gegessen oder getrunken hat, sondern durch das, was man meditiert hat. Man spürt das auch manchmal, wenn man an etwas Geistiges gedacht hat. Dann kann man an dieses Mantram denken und es anwenden und an Gott als die Sonne denken und die Sonne auf sich scheinen lassen. Aber nicht mit dem angefangenen Meditationstext weitermachen.

Mein Engel meint, daß Du oft in der Nähe der Schwelle bist, aber es endet meist damit, daß Du diese Übelkeit genießt, von der Du nun weißt, daß sie die Nähe der Schwelle bedeutet, und daß Du dann abbrichst. Jetzt weißt Du, was Du tun sollst, und da kannst Du es tun. ❧